Eyaculación

Precoz

Jeshua Narayan, MDA

EYACULACIÓN PRECOZ

Jeshua Narayan, MDA
© Crecem s.a.
Primera Edición
Agosto 2015
Hecho el depósito que manda la Ley

Jeshua Narayan es psicoterapeuta, escritor del libro "Tantra: la sexualidad sagrada" en donde se estudia un nuevo uso de la energía sexual, así como de numerosos artículos en donde plantea sus ideas acerca de un nuevo paradigma sobre la sexualidad humana.

Este libro está dedicado a la Consciencia Universal, la cual, manifestada en energía creadora, hace que a cada instante la vida se perpetúe en este maravilloso universo.

Índice de contenido

vii

ALCANZANDO CONTROL

1. Introducción

Durante años las personas han enseñado a sus cerebros a actuar independientemente de su voluntad con el tema de la eyaculación.

Actualmente y lamentablemente en la mayoría de los hombres, la eyaculación es un acto reflejo que ocurre independientemente de su voluntad. Esto sucede por desconocimiento de métodos efectivos para controlar el impulso eyaculatorio, por algún factor de tipo psicológico y en otros casos, por una costumbre que se convirtió en hábito.

En la mayoría de las personas, el cerebro aprendió a enviar el impulso eyaculatorio rápidamente por una serie de razones, irracionales en su mayoría, por lo tanto, es necesario reeducarlo e insertarle una nueva programación que le permita enviar la señal eyaculatoria en el momento en que la voluntad de la persona así lo indique.

El anterior es el planteamiento de este manual que tienes en tus manos, nuestro enfoque está dirigido a que el hombre convierta la eyaculación en un acto volitivo, que ocurra cuando él lo decida, es decir, que deje de ser una acción involuntaria.

Para lograr lo anterior la paciencia deberá estar muy presente durante ese período de tiempo en el cual se estén reacomodando los datos en el cerebro. Esta reeducación no ocurre de la noche a la mañana, se necesita una sustitución de información en el cerebro que permita el procesamiento de nuevas informaciones hacia las neuronas.

Sin embargo, luego de un entrenamiento paciente y disciplinado, podrá sustituirse la información que se ha registrado en el pasado, por otra que contenga nuevos datos en cuanto a la ocurrencia del clímax.

De las técnicas que se enseñan en este manual algunas son utilizadas por terapeutas sexuales, sin embargo, enseñamos otras que provienen de la sabiduría oriental, la cual contiene conocimientos mucho más avanzados que en occidente.

Si te interesa convertir la eyaculación en un acto consciente, que ocurra a voluntad y si tienes capacidad para disciplinarte, entonces tienes el libro correcto en tus manos.

2. El enfoque esencial

Es importante estar plenamente conscientes de que el tema de la eyaculación, así como la mayoría de las funciones orgánicas, son controladas por el cerebro, esta maravillosa unidad central es la que gobierna todo el funcionalismo corporal.

Es similar a una computadora, la unidad central de procesamiento, el cerebro de la máquina, es quien recibe todas las entradas de información, las procesa y luego las transmite en forma de texto, imagen o sonido, de acuerdo a las instrucciones que hayan sido depositadas en esa unidad central.

De igual forma, en el cerebro se encuentran una serie de comandos, unos innatos y otros aprendidos, que le indican a esa unidad central cómo actuar ante determinado estímulo del exterior, produciendo una serie de respuestas que encuentra acordes con su programación.

Siempre digo a las personas que las acciones que observamos en un atleta de alto rendimiento son el producto de dos aspectos, el primero un talento natural y extraordinario, y el segundo, y más importante, una dedicación disciplinada y total al logro de determinados objetivos.

Una vez leí que uno de estos atletas de basquetbol realizaba tres mil tiros al aro diariamente. Al mes serían casi unos cien mil tiros al aro, por lo que debemos suponer que no importa en cual posición se encuentre, cuando lance la bola al aro, su cerebro se encargará de determinar con precisión meridiana la fuerza de empuje, la coordinación y dirección del objeto hasta que sea encestado.

Como puedes notar, el resultado del éxito de un atleta de alto rendimiento se encuentra, fundamentalmente, en que ha enseñado a su cerebro una serie de reacciones, principalmente por medio de la repetición, las cuales unidas a un talento natural, producen un individuo extraordinario que nos hace saltar de nuestros asientos cuando observamos sus jugadas espectaculares.

En cuanto a la eyaculación precoz no hay secretos, es muy simple la ecuación, por una razón que podría la persona desconocer, el cerebro produce el impulso eyaculatorio muy cercano al momento del contacto sexual. Es decir, este reflejo sobreviene de forma involuntaria a los pocos segundos o minutos de haberse realizado el contacto sexual o simplemente con realizar simples caricias entre dos cuerpos.

Este es el enfoque esencial que jamás podemos perder de vista: es el cerebro el que envía la señal desencadenante, por lo tanto, si queremos un cambio permanente y efectivo, en cuanto al tiempo de eyaculación, tendremos que modificar la información que se encuentra programada en el cerebro. Como ves, no hay secretos, todo es más simple de lo que parece.

En este tema no hay atajos, no puedes auto engañarte o dejarte embaucar pensando que en una semana o dos podrás resolver el tema de la eyaculación precoz, a menos que sea mediante medicamentos, que a la larga, son más perjudiciales que beneficiosos.

Si anhelas una solución permanente, sana, natural y efectiva, entonces estás en el lugar correcto y con el libro adecuado en tus manos.

El enfoque esencial de este libro es cambiar la programación cerebral, depositando en esta unidad central de procesamiento nuevas informaciones que le permitan convertir el reflejo eyaculatorio en una acción voluntaria. Es muy importante, antes de continuar, comprender este enfoque, porque los ejercicios recomendados seguirán este objetivo.

En la gran mayoría de las personas la eyaculación ocurre de forma involuntaria, independiente de la voluntad consciente de la persona. Nuestro enfoque está dirigido a convertir la eyaculación en una acción voluntaria, totalmente controlada por la consciencia.

El corazón late de forma involuntaria, el estómago y los intestinos procesan los alimentos de forma involuntaria, todo esto ocurre ajeno de lo que desees hacer, es decir, independiente de tu consciencia. Sin embargo, masticas cuando quieres hacerlo, caminas cuando deseas, tus manos se mueven como les indicas y así sucesivamente varias acciones de tu cuerpo pueden ser controladas por tu consciencia.

Sin embargo, una persona puede masticar, caminar o accionar de forma completamente automática, incluso, muchos científicos afirman que la mayor parte de nuestras acciones funcionan en automático, independiente de nuestra consciencia y que la mente subconsciente es la que gobierna la casi totalidad de nuestras acciones.

Entonces, llegamos a la conclusión de que algunas funciones corporales funcionan en automático de forma natural, como la digestión o el latir del corazón, pero otras funciones pueden ser objeto de control por parte de nuestra consciencia. La eyaculación es parte de esas funciones corporales que se prestan para ser controladas conscientemente y muchas personas lo han logrado, por lo tanto, tu también puedes alcanzarlo.

La idea, el enfoque principal de este libro es ese: conducir a la persona a un estado en el cual pueda controlar de forma voluntaria la eyaculación, permitiendo que esta función corporal sea controlada totalmente por la consciencia y deje de funcionar en automático.

Comprendido este enfoque esencial, estamos listos para ir conociendo una serie de conceptos y funcionalismos que están orientados hacia conseguir este maravilloso objetivo.

El libro contiene en primer lugar, una serie de informaciones y conceptos importantes que se convierten en la plataforma para la comprensión del tema y, en segundo lugar, se ofrecen una serie de ciclos de ejercicios que conducen de forma segura y fácil a la meta de convertir la eyaculación en un proceso voluntario.

Por último, es importante señalar que la eyaculación voluntaria es algo que han logrado muchas personas, incluso, muchos psicoterapeutas modernos la sugieren como una forma de extender la sensación del placer sexual.

Esta meta es algo totalmente alcanzable, si se tiene la disciplina, fuerza y paciencia para lograrlo. Al final, los beneficios que se obtienen son realmente maravillosos y muy gratificantes.

3. Romper el paradigma

La sexualidad animal

Existe un paradigma adoptado por la gran mayoría de las personas, que ha surgido luego de la explicación dada por Master and Johnson sobre las fases del ciclo sexual y que se ha establecido en todo el sistema educativo, consistente en la idea de que toda relación sexual queda completada con el clímax u orgasmo, tanto el masculino como el femenino.

A este ciclo se le ha mal llamado de la sexualidad humana, aunque si lo estudiamos detenidamente llegaremos a la conclusión de que es el ciclo de la sexualidad animal, el cual se encuentra presente en prácticamente todas las especies animales, con muy escasas excepciones.

Conozcamos el ciclo de la sexualidad animal presentado por Master and Johnson.

Etapas del acto sexual

Master y Johnson han determinado cuatro fases en el acto sexual, que es necesario comprenderlas para estudiar las disfunciones y variaciones, ya que en estas etapas es que se producen diversas situaciones:

1. Excitación,
2. Fase de Meseta,
3. Fase del orgasmo y
4. Fase de resolución.

A continuación definimos estas fases:

Excitación

Se desarrolla a partir de una estimulación o caricias iniciales que debería envolver a todo el cuerpo, no sólo los genitales. En esta fase la pareja "calienta los motores" es decir, a través de una serie de caricias se pone a punto.

En esta fase ocurren muchas problemáticas entre las parejas, debido fundamentalmente a que el hombre esta excitado en cuestión de segundos, mientras que una mujer necesita más tiempo y si es adulta mayor, mucho más tiempo.

Fase de meseta

Es la fase en la cual la tensión se intensifica y todo se prepara para llegar al clímax. El clímax, tanto en el hombre como en la mujer, es una especie de "explosión", a la que se llega luego de un proceso creciente de excitación. La duración de la fase de meseta depende de la calidad de los estímulos empleados.

Si los estímulos son inapropiados o si son interrumpidos, la persona no llega al orgasmo e incluso puede pasar de la fase de meseta a una fase de resolución excesivamente prolongada.

Tanto en la fase de excitación, como en la meseta, es necesario poseer los conocimientos que permitan, tanto al hombre como a la mujer, tener una excitación in crescendo que les permita alcanzar el clímax. De nuevo hay que señalar que el varón consigue su orgasmo muy fácilmente, pero en la mujer el proceso puede tardar o no producirse, dependerá mucho del nivel de conocimiento.

La fase del orgasmo

En la mujer, durante la fase del orgasmo la vagina sufre de 3 a 15 contracciones, cuya duración e intervalo entre ellas varía en cada mujer y de un orgasmo a otro.

La descripción del orgasmo varía según cada mujer. Algunas experimentan una cúspide de placer que se desvanece en un momento; otras experimentan una sensación más difusa y cálida; otras sienten como un cosquilleo o un temblor; algunas después de alcanzar el éxtasis siguen experimentando unas sensaciones placenteras que tardan más en desvanecerse. Por lo general, el clítoris tiene una responsabilidad mayor en esta fase.

Incluso se ha hablado y escrito mucho sobre mujeres que llegan al orgasmo por medio de estimulación del clítoris o de la vagina.

Fase de resolución

Es un período involuntario de pérdida de la tensión, el cual lleva a la persona a un estado de laxitud. En esto, la mujer aventaja al hombre, ya que hay muchas mujeres multiorgásmicas, lo que les permite volver al estado de orgasmo en cualquier punto de la fase de resolución, si se le aplican los estímulos adecuados.

En el hombre, la fase de resolución incluye un período refractario. Este período refractario varía mucho con la edad del individuo. Un muchacho de 17 años tiene un período refractario de diez minutos, un hombre de 50 años tiene un período refractario hasta de varios días, depen-

20

diendo de su salud sexual.

Este ha sido el paradigma que durante años ha dominado las creencias y actitudes hacia la sexualidad, el mismo paradigma es una invitación a la eyaculación precoz, ya que se considera que el acto sexual estará completo cuando sobreviene el clímax, lo cual es una subestimación del extraordinario valor y trascendencia de la sexualidad humana.

Muchos son los científicos, médicos y psicólogos, que han planteado puntos de vista divergentes a este tipo de conducta sexual, señalando que la misma propicia una rápida terminación de la relación sexual, impidiendo a la pareja disfrutar de las mieles del amor y de la verdadera satisfacción sexual.

ALCANZANDO CONTROL

4. De la sexualidad animal a la sexualidad humana

Considerando el paradigma de la sexualidad animal, una persona puede sentirse frustrada cuando por alguna razón no ha alcanzado el orgasmo, y podría pensar que su relación sexual ha resultado incompleta o que no estuvo bien. Esta situación ocurre debido a un paradigma, forjado a través de los años, debido principalmente a la etiqueta de sexualidad humana que se le ha dado y también por la manipulación que los medios de comunicación han dado al sexo, tomando esta función tan importante del ser humano con fines comerciales.

Siguiendo las fases de la sexualidad de Master y Johnson una persona podría entender que para que su relación sexual sea completa debería seguir a pies juntillas este viejo modelo, centrado principalmente en la función orgánica sexual y que obvia el aspecto del sentimiento, la plena satisfacción y la compenetración personal, así como el aspecto trascendente de la sexualidad humana.

Por las razones anteriores, en la mente de la mayoría se encuentra presente la idea y la intención de buscar el orgasmo, en muchos casos de forma desesperada, porque de esa forma se estaría completando el ciclo sexual. Incluso, muchos no conciben una relación sexual en la cual no obtengan un orgasmo.

Lamentablemente, este es un paradigma anticuado basado en un viejo modelo que sólo contempla los aspectos orgánicos de la respuesta sexual de la persona, sin tener en cuenta que el sexo es algo más profundo que la simple conexión de dos personas, es una unión psíquica capaz de producir estados elevados de consciencia, llenar de satisfacción y permitir un fortalecimiento de los sentimientos más puros y elevados del ser humano.

El viejo modelo se basa en la conducta animal, en él no se puede establecer una diferencia acerca de si es un ser humano o un animal quien está realizando la relación sexual, puede aplicarse perfectamente a un caballo o a un hombre, porque sólo se tiene en cuenta la respuesta orgánica, la cual es muy parecida entre los animales y los humanos.

Un caballo o un perro se excitan, ocurre la conexión sexual, dura unos segundos o minutos y luego eyacula rápidamente, dando por terminada la relación. A mucha gente le pasa lo mismo, porque se ha educado para tener esta conducta, basada únicamente en el aspecto orgánico del cuerpo.

Nuevo modelo de sexualidad humana

El nuevo modelo que estamos planteando va más alla de los aspectos orgánicos, tiene en cuenta a la persona, su plena satisfacción, la conexión, no sólo física, sino emocional con la persona amada, para producir una relación satisfactoria y total.

El nuevo modelo está fundamentado en tres fases claramente definidas:

1) Disfrute de las sensaciones corporales.

2) Compartir y disfrute de los sentimientos.

3) Dos opciones: orgasmo o éxtasis.

Este modelo tiene en cuenta la cualidad humana de las personas, no solamente el aspecto orgánico o animal.

El nuevo modelo consta entonces de tres estadios que son los siguientes:

1) Estadio corporal

Durante esta etapa la pareja se profesa mutuas caricias corporales, se considera al cuerpo como todo un complejo sistema de excitación en donde cada parte puede ser acariciada y excitada. La pareja se concentra en la totalidad, el enfoque es holístico, no está circunscrito sólo a los órganos genitales, se extiende a todo el cuerpo humano.

2) Estadio sentimental

Cualquier buen amante podrá afirmar que para una mujer o un hombre, en muchas situaciones, es mucho más satisfactorio un "te amo" expresado con sentimiento que una caricia oral en sus genitales. Porque, ¿de qué sirve una caricia física, si no existe un genuino sentimiento? La caricia es algo pasajero, el sentimiento del amor es más profundo, tiene la característica de acariciar, no sólo el cuerpo, sino todo el ser psicofísico de la persona.

Al decir "te amo", estas simples palabras, salidas de lo profundo de un corazón enamorado, son un alimento psíquico que satisface plenamente a la otra persona, incluso muchos estarán satisfechos únicamente con este tipo de caricias afectivas.

El intercambio sentimental, compartir no sólo dos cuerpos, sino dos sentimientos, es parte de la sexualidad humana, es algo que no está presente en la sexualidad animal. Cuando compartimos amor, cariño, afecto y estos sentimientos se expresan a través de una mirada, de una palabra, de un abrazo o cualquier otra acción, estamos alimentando la psiquis humana y por lo tanto, esta sexualidad produce una gran satisfacción, alegría y exaltación de las cualidades y valores humanos.

En esta sexualidad se tiene en cuenta el real ser humano, toda su naturaleza psicofísicaespiritual, no únicamente unos genitales. En este modelo me importas tú principalmente, todo lo demás es añadidura.

3) Estadio extático

Es importante saber que lo que busca la persona en la relación sexual no es el orgasmo, es sentirse amada, por eso cuando dos personas tienen una relación sexual siguiendo las fases de la sexualidad animal, en muchas ocasiones, luego del clímax, sienten un vacío y hasta se rechaza a la pareja.

Lo que ocurre es que no era eso lo que buscaba la naturaleza humana, lo que verdaderamente busca el ser humano es Amar y cuando todo termina sin Amor, entonces queda la frustración. Esta es la respuesta a muchos que se preguntan el por qué si han sido todos unos "atletas del sexo" no se sienten bien al concluir. Lo que ocurre es que han hecho eso, ser buenos atletas, pero no buenos amantes.

Luego que se comparten los cuerpos y los sentimientos, entonces con facilidad se llega al estadio extático en el cual se disfruta de una plenitud, ya no hacen falta palabras, la persona se siente satisfecha y realizada, se siente amada. Al sentirse amada, también se encuentra satisfecha y la relación puede concluir con o sin orgasmo.

Cuando una persona tiene relación sexual con alguien a quien ama verdaderamente, su anhelo principal es que sea feliz, que disfrute la relación, y ese sentimiento, unido a la poderosa energía sexual, produce un torrente hormonal prodigioso, dejando a la persona plena, satisfecha y feliz.

Si la pareja decide tener orgasmos, bien, y si no lo decide, también estará satisfecha. En la Sexualidad Humana el orgasmo no es una condición para la satisfacción, Amar es la condición y eso se consigue cuando se siguen los diferentes estadios del nuevo modelo.

Psicólogos y médicos que apoyan este sistema

Un grupo de profesionales y expertos en sexualidad humana estamos propugnando por este nuevo modelo, fundamentado en las cualidades humanas. En este nuevo modelo el orgasmo es una opción, no una obligatoriedad, es una posible vía pero no un acción "sine qua non" para obtener satisfacción sexual.

Rollo May, psicólogo y psicoterapeuta existencialista estadounidense, pionero de la psicología y psicoterapia existencial en América, sentía que los varones en especial, al concentrarse en el "logro" del orgasmo y en satisfacer sus deseos, se pierden de la parte mas importante de la experiencia sexual: la prolongación del sentimiento de deseo y placer, aumentándolo cada vez más.

Freud y otros tratadistas de la conducta describen el placer en el sexo como el control de la tensión, buscando no una liberación de la excitación, sino mas bien quedarse en ella, deleitarse en ella para disfrute el de la pareja.

Marc Feigen Fasteau, líder de la liberación masculina, argumentó que aunque el orgasmo es placentero, más lo es el acercamiento al clímax, magnificando la etapa previa al orgasmo como la que produce más placer.

Estos estudiosos y hasta el propio lector están de acuerdo en que el proceso que lleva al clímax es tremendamente placentero y que lo ideal sería prolongarlo y disfrutar de él al máximo posible.

Ahora bien, muchos ignoran que luego de ese placer se presentan dos posibles vías de acción, una es el orgasmo y la otra una elevación sutil de la consciencia, en la cual existe un grado total de satisfacción y una paz mental que se conjuga con un sosiego emocional.

Esta última sensación, sutil, espiritual, continúa como algo desconocido para muchos, ya que la humanidad, en su mayoría, se encuentra inmersa en el ciclo de la sexualidad animal. Sin embargo, para aquellos que se atreven y escogen la otra vía, la de la retención y el control voluntario, se presenta un nuevo paraíso que trasciende el placer sensorial y nos transporta a un estado que bien podríamos llamar éxtasis sexual.

Más potencia y placer

Un beneficio adicional del control voluntario de la eyaculación consiste en que el hombre permanece con mucha más potencia, entusiasta, capaz de tener relaciones sexuales diariamente y pasar hasta horas enteras en unión sexual. En cambio, si cada vez que se tienen relaciones se eyacula, entonces no se tendrá suficiente potencia y al cabo de unos minutos todo habrá terminado.

Mantak Chia dice que Sun Ssu Miao, un médico de la antigua China que vivió 101 años, eyaculaba una vez de cada cien veces que hacía el Amor, y que él decía que los hombres mantienen la salud y la longevidad eyaculando dos veces al mes, siempre que comieran sano e hicieran ejercicio. También ofreció estas guías específicas:

Un hombre de veinte años puede eyacular una vez cada cuatro días.

Un hombre de treinta años puede eyacular una vez cada ocho días.

Un hombre de cuarenta años puede eyacular una vez cada diez días.

Un hombre de cincuenta años puede eyacular una vez cada veinte días.

Un hombre de sesenta años no debería eyacular nunca.

Cada persona conoce su cuerpo, sin embargo, la guía ofrecida por el sabio chino aplica como una orientación, pero cada persona conoce su cuerpo y sabrá qué es lo mejor en su caso.

Las personas que pasan los cuarenta años quizás deberían contemplar estos consejos, pues cuando eyaculan muy seguidamente tienen erecciones flácidas, entonces suplen esta deficiencia tomando estimulantes artificiales. Si simplemente controlaran la eyaculación y la convirtieran en un acto voluntario, entonces podrían regularse y mantenerse potentes continuamente, sin necesidad de estimulantes que muchas veces atentan seriamente contra la salud.

Cuando se controla el reflejo eyaculatorio el hombre podrá satisfacer totalmente a su pareja, ya que le dedicará todo el tiempo necesario hasta que esté completamente satisfecha.

5. Las herramientas principales

Para convertir la eyaculación en un acto volitivo es necesario contar con tres herramientas principales que comento a continuación:

Una compañera colaboradora

La primera de ella es la más importante: una compañera paciente y amorosa con la disposición de ayudar en el proceso.

Observarás a lo largo del manual que muchos de los ejercicios sugeridos requieren de la participación de una compañera para su realización, por lo tanto, lo primero que se necesita es tener a alguien con quien practicar.

Ahora bien, para tener éxito se necesita una pareja estable. El cambio de pareja, en vez de ayudar, aumenta el problema, ya que cuando se tiene una relación casual es como si nos sometiéramos a un examen y esto no es positivo para el proceso. Es sumamente importante para el éxito de los ejercicios una pareja estable.

Como estos ejercicios requieren paciencia y sacrificio por parte de la compañera, es necesario explicarle todo el proceso, de principio a fin, sus objetivos y recalcar que ella será la más beneficiada cuando el hombre pueda detener el clímax por más tiempo.

Con las explicaciones necesarias, y con una actitud amorosa, se podrá conseguir la aprobación y colaboración de la compañera en el proceso.

Paciencia

La segunda herramienta que se necesitará es paciencia, ya que el proceso de reeducación del reflejo no ocurre de la noche a la mañana.

Te has preguntado ¿por qué las personas que se someten a una dieta rebajan unas libras y luego, al mínimo descuido, las adquieren nuevamente?

Ah, te lo explico. Su falla reside en que sólo se han concentrado en el cuerpo y han obviado a la mente y su contraparte física: el cerebro.

Estudiemos el caso, el cual arrojará mucha luz sobre el tema.

La persona que ha mantenido un determinado peso corporal durante un período superior a un año, le ha enseñado a su cerebro cuál es su peso. Por ejemplo, supongamos que durante tres años la persona ha estado con un sobrepeso de unas treinta libras. El cerebro ha computado que esa es su naturaleza corporal, ha realizado ajustes para que el corazón bombee más sangre y ha adaptado todo el cuerpo a esas treinta libras de más.

Cuando la persona se somete a una dieta y rebaja esas treinta libras, el cerebro interpreta que algo anda mal en el cuerpo, ya que le faltan treinta libras. Por lo tanto, el cerebro activa sus mecanismos para aprovechar cualquier sustancia que pueda transformar en grasa, a fin de recuperar las treinta libras que se le han perdido.

Y es así como la persona, que con tanto sacrificio rebajó treinta libras, un día va a una fiesta, toma unos cuantos bocadillos cargados de harina y azúcar, consume refrescos cargados de azúcar y rápidamente observa cómo adquiere dos o tres libras.

Si sigue descuidándose al cabo de unas pocas semanas habrá recuperado las treinta libras que había perdido. Es por esta razón que algunos viven en una especie de acordeón, bajando y subiendo de peso, al desconocer este mecanismo de la mente humana.

Cuando una persona rebaja su peso corporal, se recomienda que lo mantenga durante un año por lo menos, para que el cerebro compute ese nuevo peso, entonces ya podrá comer cualquier alimento rico en glucosa y no será convertido rápidamente en grasa.

Si, lo sé, ya habrás caído en la cuenta de cómo lo anterior puede relacionarse con el tema del control del clímax. Es necesario un tiempo durante el cual el cerebro acomode una nueva información, a fin de que retrase el envío del impulso desencadenante. Es por la razón anterior que los métodos rápidos no funcionan, se hace necesario crear una nueva información para el reflejo que produce el clímax.

Al igual que con el tema de la pérdida de peso, consideramos que una persona que se someta de forma paciente y disciplinada a los ejercicios sugeridos, durante un período de un año, alcanzará un éxito definitivo y permanente.

¿Vale la pena? Eso depende de lo que la persona anhela lograr. Es necesario determinar si se quiere continuar haciendo uso de elementos artificiales y de soluciones dudosas, o si se prefiere crear un mecanismo corporal que de forma natural convierta el clímax en una acción voluntaria.

Disciplina

La tercera herramienta fundamental es la disciplina. En este manual enseñamos ejercicios que es necesario practicar, conocerlos no ayudará en absoluto, lo realmente valioso será su práctica diaria.

Lo anterior se asemeja a conocer sobre un medicamento para el dolor. Puedes leer detenidamente sus características y la forma de consumo, pero este conocimiento no te servirá de nada, sólo hasta que decides tomar el medicamento podrá aliviarte el dolor.

Asimismo, conocer los ejercicios está bien, pero hasta que la persona toma la decisión de practicar es que verdaderamente toman sentido.

Cuando estudies los ejercicios sugeridos vas a sentir en lo profundo de ti mismo una convicción de que verdaderamente pueden apoyarte. Estos ejercicios están fundamentados en una lógica fundamentada en el funcionamiento del cerebro. Recuerda esto siempre, lo que estamos buscando es reeducar el reflejo que produce el clímax, en el cual interviene una maravillosa computadora llamada cerebro.

Estos ejercicios han sido practicados exitosamente por varios pacientes. Los que han sido disciplinados y pacientes ahora gozan de una capacidad maravillosa y satisfactoria.

Si consigues tener estas tres herramientas, el éxito estará asegurado de forma total y definitiva.

6. Factores psicológicos y orgánicos de las disfunciones sexuales

El DSM IV (Manual diagnóstico y estadístico de los trastornos mentales) señala los criterios para que exista el trastorno de la eyaculación precoz y son los siguientes:

A. Eyaculación persistente o recurrente en respuesta a una estimulación sexual mínima antes, durante o poco tiempo después de la penetración, y antes de que la persona lo desee. El clínico debe tener en cuenta factores que influyen en la duración de la fase de excitación, como son la edad, la novedad de la pareja o la situación y la frecuencia de la actividad sexual.

B. La alteración provoca malestar acusado o dificultades en las relaciones interpersonales.

C. La eyaculación precoz no es debida exclusivamente a los efectos directos de alguna sustancia (p. ej., abstinencia de opiáceos).

Existe una gran variedad de factores psicológicos relevantes en las causas o en el origen de las disfunciones sexuales, como la eyaculación precoz. Estas causas se agrupan en tres tipos de factores, los predisponentes, los precipitantes y los mantenedores.

Factores predisponentes

Como su propio nombre indica, el factor predisponente es aquel que predispone al sujeto a padecer una disfunción sexual. Por el simple hecho de tener o haber padecido este factor, no significa que se desarrolle en un futuro una disfunción sexual, pero sí lo facilita.

* Educación restrictiva

* Experiencias sexuales traumáticas en la infancia

* Información sexual inadecuada

* Inseguridad en el rol psicosexual al comienzo del desarrollo

* Relaciones familiares alteradas

Es importante estudiar estos factores predisponentes y observar si alguno de ellos pudo habernos afectado. Si es el caso, sería provechoso determinar hasta qué punto permanece su influencia y si sería necesaria la intervención de un psicoterapeuta en el proceso o si ya lo hemos superado.

Factores precipitantes

Los factores precipitantes son aquellos que inician la aparición de la disfunción sexual. Los trastornos físicos, la medicación y las drogas, son en muchos casos, factores precipitantes.

* Cambios relacionados con la edad.

* Disfunción sexual de la pareja.

* Expectativas poco razonables.

* Fracaso o fallo esporádico.

* Experiencia sexual traumática.

* Infidelidad.

* Nacimiento de un hijo.

* Problemas en la relación de pareja.

* Rechazo del método anticonceptivo.

* Trastorno psicológico, como la depresión o ansiedad.

* Uso de la sexualidad obligada para la búsqueda del embarazo.

Al igual que con los factores predisponentes, se hace necesario un análisis concienzudo para determinar si algunos de estos factores están incidiendo en la conducta sexual, a fin de solucionar el tema psicológico envuelto.

Factores mantenedores

Por último, los factores mantenedores son aquellos que mantienen la disfunción sexual.

* Alteración de la autoimagen corporal.

* Ansiedad por el rendimiento.

* Anticipación de nuevo fracaso.

* Culpabilidad.

* Escasa comunicación con la pareja.

* Información sexual inadecuada.

* Miedo a la intimidad.

* Problemas generales en la relación de pareja.

* Trastornos psicológicos, anorexia, esquizofrenia.

Es necesario descartar la influencia que puedan estar teniendo estos factores psicológicos en la disfunción, por lo tanto, debe dedicarse el tiempo necesario a su análisis y buscar ayuda o información sobre el tema que esté afectando.

Salud psicoafectiva

Hay que ver la voluptuosa pasión de dos amantes que se enamoran locamente. Hay parejas que incluso las han sorprendido en lugares inusitados teniendo relaciones sexuales como un ascensor, un baño público y otros. Es decir, su pasión es tan fuerte que no pueden soportar un segundo más sin conectarse.

Hay que ver a un anciano o una anciana cuando se enamoran, uno verdaderamente se sorprende, el rostro le cambia, se viste como un joven, sonríen, tienen ánimos de vivir, la vida les cambia.

Por tanto, hay que entender que el trastorno psicoafectivo, caracterizado por una falta de amor, tiene un papel fundamental en la respuesta sexual de una persona. Y es que la estamina del amor transforma todo, logra todo, hace que el ser humano desarrolle energías poderosas, que no sólo le devuelven vigor sexual, sino la salud misma.

Por lo tanto, es necesario tratar de encontrar esa salud psicoafectiva que nos permita dar y recibir amor, compartir con otra persona sin temor y tener la capacidad para desarrollar una relación sexual libre de tensiones.

ALCANZANDO CONTROL

7. Fisiología de la eyaculación

Los reflejos sexuales

Los aspectos más importantes de la conducta sexual humana, como la eyaculación, obedecen a lo que llamamos reflejos de la médula espinal y su extraordinaria ramificación nerviosa. En términos generales un reflejo consta de tres elementos fundamentales:

a) **Los receptores**, son aquellos órganos sensoriales que reciben los estímulos y mediante la red nerviosa, los trasmiten a la médula espinal. En el caso de la eyaculación estos estímulos estarían representados por la conexión sexual o las caricias que dos amantes se profesan.

b) **Los transmisores**, son aquellos centros que reciben la información, la interpretan y con la intervención del cerebro preparan la respuesta adecuada.

c) **Los efectores**, es la respuesta a la estimulación recibida, con una interpretación determinada. En el caso de la excitación sexual podría ser de dos tipos. Una, podría desatar la eyaculación y otra, podría generar toda una suerte de sensaciones placenteras para la persona, sin incluir el clímax.

Cada uno de estos elementos del reflejo puede ser reprogramado mediante un proceso de educación que implica componentes de todo proceso educativo, como la repetición y el discernimiento.

Eyaculación y orgasmo

La eyaculación se define como la emisión de semen a través de la uretra. Comúnmente la eyaculación es acompañada por el orgasmo, aunque son procesos diferentes, puede existir orgasmo sin eyaculación y este proceso es conocido ampliamente por el Tantra.

Cuando se realizan estímulos sexuales en el pene, y en todo el cuerpo del hombre, se generan impulsos nerviosos que activan todos los músculos y órganos que intervienen en el proceso. Al llegar la excitación sexual a un nivel, que hemos llamado punto inevitable, son activados los nervios del sistema nervioso autónomo, encargado de controlar las acciones involuntarias del cuerpo, cuando esto ocurre, es prácticamente imposible controlar el proceso, ya que se encuentra en manos del sistema nervioso autónomo.

Lo que sigue a continuación son una serie de contracciones en los músculos lisos que se encuentran en los testículos y demás órganos del aparato reproductivo masculino, estos son los conductos deferentes, ductos del epidídimo vesículas seminales y la próstata. Estas contracciones impulsan el semen hacia la uretra y comienza todo el proceso desencadenante. La próstata y las vesículas seminales liberan sus fluidos y entonces ocurre la eyaculación, saliendo el semen expulsado por la uretra.

La fase de expulsión del semen coincide, por lo regular, con el momento del orgasmo y ocurre gracias a las contracciones rítmicas e involuntarias de los músculos pélvicos, en especial del músculo bulbocavernoso. Estas contracciones involuntarias generan sensaciones placenteras cuando ocurre la eyaculación, lo cual podríamos catalogar como el orgasmo. Es decir, en el orgasmo se encuentra el verdadero placer, no en el acto de la eyaculación.

Los investigadores de la conducta sexual del ser humano están de acuerdo en que la eyaculación ocurre cuando la excitación sexual alcanza cierto nivel en el cerebro o en la médula espinal, y no cuando se acumula una cierta cantidad de semen en los órganos internos de la pelvis.

En el momento de la eyaculación, se siente el flujo del semen a través de la uretra, lo que genera placer, al igual que las contracciones que la acompañan. Estas sensaciones placenteras son elementos del orgasmo masculino, las cuales también se encuentran presentes en los llamados orgasmos secos o sea cuando no ocurre emisión de semen.

Cuando ocurren orgasmos secos se suceden contracciones involuntarias y rítmicas en la pelvis y otras zonas del cuerpo, se descarga la tensión sexual acumulada, experimentándose sensaciones muy placenteras, características del orgasmo, aunque se encuentra ausente la emisión de semen, por lo que los tratadistas han concluido que eyaculación y orgasmo son diferentes.

Lo anterior es ampliamente estudiado por el Tantra y verdaderamente es importante que toda persona adquiera este conocimiento.

8. Disminución de los inputs sensitivos

Cuando una pareja se reúne con la intención de tener una relación sexual, el hombre con problemas de eyaculación precoz debiera tener muy en cuenta lo que son los inputs sensitivos o estímulos que llevan información al cerebro. Estudiemos esto de forma detallada para una mejor comprensión.

Poseemos cinco sentidos, vista, oído, olfato, tacto y gusto. En muy raras actividades los cinco operan juntos, aunque en la relación sexual se conjugan enviando intensos estímulos que son interpretados por las neuronas cerebrales de diversas formas. Unas veces interpretan que el fin es disfrutar, amar a una persona por la que se siente un sincero afecto, en otras ocasiones que el fin sería fecundar por lo que generarán el impulso eyaculatorio rápidamente, en otros momentos podrían inferir que es necesario enviar rápidamente la orden de eyaculación.

En cualquier caso, las neuronas están recibiendo inputs sensitivos, los cuales podrían provenir de los cinco sentidos juntos. Para dar una idea de la cantidad de inputs pongamos un ejemplo utilizando simple aritmética.

Supongamos que la pareja se encuentra antes y durante la relación sexual, por lo general ocurren los siguientes inputs:

Estímulos visuales

En ellos el hombre observa a la mujer desvestirse, contempla sus formas, órganos sexuales y todo su cuerpo. En este momento, a través del sentido de la vista el cerebro está recibiendo una gran cantidad de inputs sensitivos.

Valoremos estos inputs en 5,000 puntos

Estímulos auditivos

Por lo general, una gran cantidad de damas tienen gemidos durante la relación sexual, unos más intensos que otros, aunque sumamente excitantes para el hombre. Incluso, es posible que el varón se encuentre disfrutando de su relación y si la mujer realiza estos gemidos de forma continua, eso basta para llevarlo al máximo nivel de su umbral.

Valor de estos inputs en 5,000 puntos

Estímulos gustativos

Durante la relación sexual se suceden una gran cantidad de besos, también el hombre puede acariciar con su boca los senos, el clítoris y la vulva de la mujer, por lo que experimenta muchas sensaciones gustativas, en su mayoría excitantes.

Valor de estos inputs 5,000 puntos

Estímulos olfativos

Antes y durante la relación sexual se activan una serie de olores, unos que pueden percibirse y otros son tan sutiles que no nos percatamos de ellos, aunque su efecto excitante se encuentra presente. Incluso, es bien sabido que muchos animales, como el perro, con el sentido del olfato muy desarrollado, son invitados por la hembra a la relación sexual a través del olor.

Valor de estos inputs 3,000 puntos

Estímulos tactiles

Estos son los más intensos, ya que la conexión sexual, el roce de los cuerpos, los abrazos y en general el contacto corporal genera una gran cantidad de inputs sensitivos que generan una gran cantidad de información al cerebro, el cual deberá generar una respuesta a tal cantidad de datos de tipo sensitivo.

Valor de estos inputs 10,000 puntos

Quedándonos con el análisis aritmético de la cuestión podríamos inferir que un hombre cuyo cerebro interpreta que con 20,000 inputs sensitivos debe enviar la señal eyaculatoria, al llegar a este punto, irremediablemente ocurrirá el desenlace. Sin embargo, si este hombre es inteligente tratará de mantener sus inputs sensitivos por debajo del nivel de los 20,000 y de esta manera el cerebro se encontrará en una espera, aunque no definirá el desenlace.

Creo que con la explicación anterior podrá inferirse que un aspecto muy importante, si queremos controlar el flujo eyulatorio, una estrategia fundamental consiste en minimizar los inputs sensitivos, a fin de que que el cerebro no envíe la señal de consumación, hasta tanto sea nuestra voluntad hacerlo.

¿Qué hacer para minimizar estos inputs?

A continuación algunas sugerencias importantes que han demostrado efectividad en muchos hombres con la situación que estamos tratando.

Minimizar estímulos visuales

Es recomendable siempre sostener relaciones sexuales durante la noche o la madrugada, a fin de sólo percibir la silueta de las formas, de esta forma disminuyen los estímulos visuales.

Evitar soslayarse contemplando las formas de la mujer.

A lo anterior es necesario agregar que tener relación sexual en la noche presenta la ventaja de que la energía sexual no se encuentra tan intensa y por lo tanto, puede tenerse un mejor control. Para una persona con problemas de retención, las mejores horas para el coito son en la noche y en la madrugada, seguidamente se ha despertado, en donde todavía el cuerpo se encuentra con cierta somnolencia. En estos períodos es muy fácil controlar el impulso eyaculatorio.

Minimizar estímulos auditivos

Si nuestra pareja realiza abundantes gemidos y estos producen gran cantidad de inputs, entonces ayuda simplemente taparse los oídos. Estos gemidos, por lo general ocurren cuando el varón se encuentra realizando movimientos de entrada y salida, entonces, muchos han optado por producir placer a su pareja a costa de no escuchar estos placenteros sonidos.

Minimizar estímulos gustativos

El tiempo es muy importante en este tipo de estímulos, se hace necesario regular el tiempo del tipo de caricias en las cuales interviene el gusto. No es igual un beso de un minuto que uno de cinco minutos.

Minimizar estímulos olfativos

Con este tipo de estímulos es muy poco lo que puede hacerse.

Minimizar estímulos tactiles

Como decíamos este tipo de estímulos son los más intensos y los que llevan más facilmente al punto inevitable. Algunas sugerencias prácticas son:

Utilizar posturas en las cuales sólo haya contacto de los órganos sexuales. Evitar posturas como el misionero u otras en las cuales hay un contacto total de los cuerpos.

Graduar las caricias que se realizan con las manos.

Todo lo anterior permite minimizar los inputs sensitivos y por lo tanto, tener mayor oportunidad para controlar el proceso eyaculatorio, con la finalidad de tener un mayor disfrute y la posibilidad de complacer totalmente a la pareja.

Es necesario entender el espíritu de lo enseñado, a partir de este conocimiento sobre los inputs sensitivos la persona puede desarrollar su propia estrategia para mantener en un nivel de control la cantidad de estímulos sensitivos que llegan al cerebro y cuya presencia podría desatar la ocurrencia del clímax.

¿Qué debiera esperarse?

Es importante tener una idea de qué debería esperarse de un varón con respecto al tema de la eyaculación. Recientemente leía una encuesta que se realizó en un país desarrollado en donde había surgido el dato de que, para la mayoría de parejas, una relación sexual estaba consumada en un tiempo de unos siete minutos.

Me pregunté: ¿siete minutos? Pero si una mujer logra su máxima excitación en unos quince o veinte minutos, ¿cómo podrá darse por terminada una relación sexual con sólo siete minutos? Tal parece que esa investigación contenía ciertos vicios en cuanto a su aplicación y si era cierta, entonces asistimos a una verdadera pandemia en cuanto a esta disfunción sexual.

Consideramos que lo ideal para un varón sería tener un perfecto control del impulso eyaculatorio. Es decir, llegar al orgasmo cuando lo desee, no de forma involuntaria. Por lo tanto, la relación sexual de esta persona podría durar todo el tiempo que desee, podrá extenderla por un período indefinido.

La eyaculación no es un acto involuntario del cuerpo, como los latidos del corazón o el correr de sangre por las venas, es un acto volitivo y puede determinarse cuándo ocurra.

Entonces, lo que deberíamos esperar es que el orgasmo ocurra cuando el varón así lo desee, convertirlo en un acto consciente que obedezca a la voluntad expresa de la persona y no a un impulso involuntario de la naturaleza corporal.

Durante años, las personas han enseñado a su cerebro a actuar independientemente de su voluntad con el tema de la eyaculación, por lo tanto, deberá pasar un período de tiempo para que la información que se ha registrado pueda ser sustituida por otra que contenga nuevos datos en cuanto a la ocurrencia del clímax.

El cerebro aprendió a enviar el impulso eyaculatorio rápidamente por una serie de razones, por lo general, irracionales, por lo tanto, es necesario reeducarlo e insertarle una nueva programación que le permita enviar la señal eyaculatoria en el momento en que la voluntad de la persona así lo indique.

Lo anterior señala que la paciencia deberá estar muy presente durante ese período de tiempo en el cual se estén reacomodando los datos en el cerebro. Esta reeducación no ocurre de la noche a la mañana, se necesita que surjan nuevos "surcos" en el cerebro por los cuales se desplacen nuevas informaciones hacia las neuronas.

9. El umbral de la retención

Para comprender el tema del umbral de la retención es necesario recalcar que el órgano encargado de enviar la orden para el clímax sexual no es el genital, sino el **cerebro**. Es esa maravillosa computadora la encargada de ordenar a los diferentes músculos y glándulas entrar en actividad para que ocurra la eyaculación en el hombre y el orgasmo en la mujer.

Explicando lo anterior de manera muy sencilla, diremos que cada persona posee en su cerebro una especie de Umbral de la Retención, el cual indica el punto máximo de excitación a partir del cual sobrevendrá el clímax. Si se numerara ese umbral de la retención en una escala del uno al cien, se encontrarían personas que con una excitación de 5 en la escala, llegan al clímax, estos son muy sensibles. Otros necesitarán llegar a 20 en el nivel de excitación y así sucesivamente se hallan todo tipo de puntuaciones dentro de la escala.

Otro ejemplo, si en una persona su nivel de excitación es 20, llegado mediante la relación sexual a ese punto, el cerebro de manera automática enviará la orden a los músculos y glándulas para que ejecuten el clímax.

Gracias a Dios se cuenta con el formidable poder de la voluntad que permite diseñar nuevas situaciones en la existencia. Es precisamente mediante la voluntad como poco a poco se eleva el umbral personal y el cerebro acepta esa educación permitiendo a la persona tener más excitación, sin llegar al clímax.

Una persona que al llegar a un grado 20 de excitación llegaba al clímax, puede proponerse la meta de elevarlo a 50 mediante el poder de la voluntad y las técnicas adecuadas. Podrá enseñar a su cerebro a tener cada vez una escala mayor hasta llegar al punto 100 que es lo que llamaríamos el **control perfecto**. En este punto el clímax sexual se ha convertido en una acción **voluntaria** de la persona.

Esta es la meta a lograr, que el clímax sea **voluntario**, que deje de ser una actividad involuntaria a la cual se llega sin proponerse. Una persona con umbral 100 puede llegar al clímax, pero lo hará de manera voluntaria, no por un impulso ajeno a su propia voluntad. Aquellas personas que poseen un grado muy bajo en su umbral, es decir que llegan al clímax muy fácil y rápido, no deben preocuparse, sólo deben ajustarse estrictamente a las recomendaciones adecuadas.

Al estado de máxima excitación, a partir del cual no hay retroceso, lo llamaremos **punto inevitable**.

Luego de esta necesaria explicación paso a explicar los diferentes aspectos relacionados con el aumento del Umbral de la Retención, para todos aquellos que deseen practicarlo.

En muchos libros y también en Internet abundan los consejos para que, principalmente el hombre, retenga o controle la eyaculación, pero no es controlar la eyaculación lo que tratamos de enseñar, sino evitar que se presente el impulso eyaculatorio.

Es importante conocer la existencia de un punto entre el ano y los genitales que si se presiona adecuadamente, aunque se produce la eyaculación, no se expulsa el semen en su totalidad, sólo una pequeña porción, pero lo importante es aprender a evitar el impulso eyaculatorio. Además, en este tipo de control manual, por lo general lo que ocurre es una eyaculación retrógrada.

En fin, abundan los ejercicios que tratan de curar la eyaculación precoz y extender el umbral de la retención, sin embargo, considero que la ayuda más grande que puede tener un hombre para aumentar su umbral y llevarlo hasta 100, es **una pareja comprensiva y dispuesta a ayudar**, todo lo demás es complementario. Si tienes una pareja así, te lo aseguro, aumentarás tu umbral hasta 100.

A continuación, se ofrecen ejercicios y sugerencias que ayudarán a llevar el umbral hasta 100. Estas sugerencias han ofrecido a sus practicantes grandes éxitos en el control del reflejo eyaculatorio y les han permitido elevar su nivel de retención.

10. Ciclo de ejercicios I

Ejercicio I. Masajes o caricias

Lo reiteramos porque es sumamente importante su comprensión: lo que estos ejercicios buscan es reeducar al cerebro, por lo tanto, es necesario seguir el orden propuesto porque la experiencia nos ha enseñado que es una vía infalible para llegar al control del impulso eyaculatorio.

En este primer ejercicio, la pareja realizará caricias al pene del hombre por un rato largo. No se trata de masturbación, son caricias, como quien acaricia el pelo de un niño. Asimismo, suavemente, la pareja acariciará el pene del hombre y él simplemente la observará.

Estas suaves caricias no deberán producir una sobre excitación en el hombre, simplemente mantener la erección, con el disfrute que significa ser acariciado por su pareja.

Estas caricias ojalá puedan realizarse dos veces al día, teniendo el cuidado de no caer en la masturbación.

Con amorosos toques y masajes, ella acaricia el falo y apoya a su pareja en el proceso.

Ejercicio 2. Ejercicios de Kegel

Existen unos ejercicios muy populares para evitar la salida del semen, cuando se ha llegado al "punto inevitable", aunque resultan también muy eficaces para controlar la eyaculación prematura. A continuación se mencionan:

Existe un músculo al que se le ha llamado PC o pubococcígeo el cual, si se llega a fortalecer, puede permitir que el hombre retenga la emisión seminal. Este músculo PC se fortalece con el ejercicio, para mantener el tono y su funcionamiento óptimo.

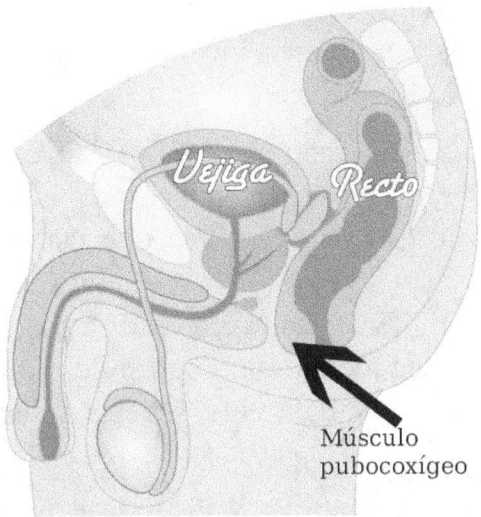

Músculo
pubocoxígeo

Estos ejercicios datan de 1950, y fueron desarrollados para tonificar los músculos de la pelvis en las mujeres con incontinencia urinaria. En la práctica, muchos terapeutas sexuales han concluido que los hombres pueden tener una mejoría significativa de la función eréctil y controlar la eyaculación realizándolos.

Control de la orina

El primer paso para los ejercicios de Kegel es encontrar el músculo PC. Al orinar, detenga el chorro de la orina voluntariamente y luego continúe, repita la acción 2 a 3 veces y podrá localizar el músculo. Si adicionalmente contrae el ano, todos los músculos se estarán tonificando. Una vez que lo localice, puede empezar a practicar los ejercicios.

La misma retención de la orina es un efectivo ejercicio para fortalecer el músculo PC. Consiste en que, cada vez que usted orine, retenga y suelte el chorro varias veces, este ejercicio también fortalecerá el músculo PC y ofrece una idea mental del control del líquido seminal, ya que igualmente se está reteniendo un fluido.

Este ejercicio se realiza varias veces al día, cada vez que tenga ganas de orinar. Se realiza de forma paciente, orinando un poco, reteniendo y luego comenzando de nuevo. Con esta práctica aprenderá a relacionarse con el músculo pubococcígeo, el cual está relacionado con el control eyaculatorio.

Fortalecer el músculo PC

Los ejercicios de Kegel consisten en la contracción sostenida del músculo PC por espacio de 10 a 15 segundos. Puede practicar todo lo que desee, ya que los ejercicios se realizan en cualquier momento y lugar, ya que nadie puede verle, ni enterarse. De todas formas, sugiero la realización de trescientas contracciones diarias, como mínimo. Lo anterior, en caso de que no se presente alguna molestia. Si siente molestias, deberá disminuir el número de contracciones hasta llegar a un punto en que sea natural y sin dolor o molestias.

Las contracciones del músculo PC tienen diferentes modalidades que presento a continuación:

1) Contraer y soltar. Consisten en contraer el músculo PC y soltar seguidamente.

2) Contraer, contar y soltar. Consiste en contraer y, con el músculo contraído, contar hasta un determinado número y luego soltar.

Por ejemplo, contraer y contar hasta veinticinco, luego soltar. El ejercicio aportará grandes beneficios si extendemos la cantidad de tiempo que podemos permanecer con el músculo contraído. Si podemos contar más allá del número cincuenta, con el músculo PC contraído, los beneficios serán maravillosos.

Los ejercicios de Kegel son prácticamente para toda la vida, ya que, al igual que cualquier otro músculo, el PC necesita ser ejercitado constantemente, sin embargo, luego de unos seis meses de práctica podrá observarse un considerable aumento de la capacidad para contraer el músculo.

Una ventaja adicional de fortalecer el músculo PC es que se tendrán erecciones más fuertes, lo cual aumentará la sensación de placer en el varón y por ende, en su pareja.

Todos estos ejercicios, técnicas y posiciones son ayudas, sin embargo, lo más importante será tu intención. Tanto tu cuerpo como tu mente seguirán las indicaciones de tu intención, y tarde o temprano obedecerán tu Voluntad. Si anhelas de corazón elevar tu Umbral al 100%, lo lograrás, te lo aseguro, el Universo te enviará todo lo que necesitas saber.

A continuación te presento un video ilustrativo muy interesante sobre los Ejercicios de Kegel:

https://youtu.be/N4ERZg4QHsc

Ejercicio 3. Afirmaciones

Es una verdadera paradoja que seamos nosotros mismos los que causamos los problemas que nos aquejan, la situación que ahora te perturba fue forjada por ti, nadie la produjo, no culpes a ninguna persona porque sería injusto.

En un momento dado no actuamos adecuadamente frente a nuestra conducta sexual, consiguiendo con nuestra ignorancia la formación de un mal hábito, el cual procesará información equivocada y presentará una situación que no nos agrada.

Sin embargo, así como nos metimos en problemas, podemos salir de ellos y una de las técnicas más poderosas es la utilización de Afirmaciones Positivas. Los hábitos están formados por una serie de conductas sustentadas en creencias y afirmaciones que hemos aceptado como válidas, por lo tanto, lo que puedes hacer es crear otros hábitos mediante un nuevo tipo de afirmaciones positivas.

Creo en la efectividad de las afirmaciones, no porque me lo hayan dicho o leído, sino porque las practico diariamente: Soy una fuente constante de pensamientos positivos para el Universo.

A continuación algunas sugerencias a tener en cuenta con las afirmaciones:

* Pensamiento, sentimiento y voluntad en unidad total dan por resultado el éxito de la afirmación. Piénsalo, dilo, siéntelo, y hazlo. El resultado será el éxito.

* Afirma en un estado relajado, enfócate en la afirmación. Haz tus afirmaciones y visualiza-

ciones preferiblemente en el momento en que te despiertas en la mañana y en la noche, antes de dormirte, son los mejores momentos, utilizar el sopor del cuerpo para penetrar en las profundidades del subconsciente.

* Afirma siempre en momento presente: "Soy una persona con total control sobre mi mismo, yo determino mis acciones. El éxito corona todas mis actividades".

* Siempre afirma en positivo, no utilices negaciones o palabras como no, nunca, ni. Siempre afirma en positivo.

* Tu afirmación debe tener un sentido para ti, debe tocarte en tus sentimientos de alguna forma.

* Debe ser de fácil recordación. Ejemplo: Yo soy la fuente de mi propia curación.

* Mientras más específico seas con tu afirmación mucho mejor. Ejemplo: En vez de afirmar: mis sentimientos son positivos. Mejor podría ser: Ahora me acepto a mí mismo, me amo. Es decir, especificar el sentimiento.

Con las afirmaciones hay que ser pacientes. El universo tiene un plan, un momento exacto para realizar todo. Cuando afirmas algo, quizás el proceso incluya algunos pre requisitos antes de conseguirlo.

Una técnica muy efectiva para realizar afirmaciones positivas es la siguiente:

a) Escoge la afirmación que dirás.

b) Relájate física y mentalmente, preferiblemente al momento de despertar o al ir a dormir.

c) Repite varias veces tu afirmación, puedes acompañarla de una visualización mental.

d) Al decirla, aspira profundamente, sintiendo que ese dictamen se fija en tu mundo interior. Al expirar el aire siente que ya está hecho.

d) Progresa en tu afirmación, camina hacia la perfección. La misma afirmación puede modificarse a sí misma para irse perfeccionando. Déjate llevar de tu inteligencia superior, ella sabe lo que necesitas.

A continuación algunas afirmaciones que pueden servirte de guía, aunque puedes elaborar tus propias afirmaciones:

* Yo estoy seguro de mi mismo, puedo elegir a voluntad cada acción sexual.

* Yo controlo a voluntad todo el proceso de mi excitación sexual.

* Yo soy plenamente consciente de mi sexualidad, reconozco cada síntoma y puedo elegir a voluntad la conducta sexual que quiero realizar, estoy seguro de mi mismo.

Diariamente afirma, al final triunfarás, eso es seguro, confía en que el Universo está trabajando para tu bien, ya que has emprendido una disciplina que te traerá confianza, seguridad y mucha felicidad a ti y a tu pareja.

11. Ciclo de ejercicios II

Ejercicio 4. La visita rápida

Este ejercicio es sumamente efectivo para la reeducación del cerebro que estamos trabajando. Consiste en entrar y salir rápidamente de la vagina de la mujer. La secuencia es la siguiente:

1) Sin caricias previas, el hombre manualmente obtiene la erección. Unta su pene con un aceite o crema lubricante que permita una entrada suave en la vagina.

2) Entra el pene en la vagina de la mujer y cuenta: 1, 2, 3 y luego sale de nuevo, colocándose boca arriba.

3) Estando boca arriba cuenta del 1 hasta el número 25.

4) Respira profundamente y luego penetra de nuevo y cuenta: 1, 2, 3, saliendo de nuevo.

5) El proceso se repite durante diez veces. Es decir, entrar, contar 1, 2, 3, salir y luego contar del número 1 hasta el 25.

6) Diariamente aumentar el número de veces que se penetra hasta llegar a veinticinco entradas y salidas, siempre siguiendo la misma secuencia.

Recuerda: "paciencia es toda la fuerza que un hombre necesita". Sé paciente, al final triunfarás. No desesperes o trates de durar más dentro de la vagina, esa no es la idea. El objetivo es que el cerebro compute la nueva idea de que puedes entrar y salir de la vagina sin eyacular.

Ejercicio 5. Para y sigue

Este método es enseñado principalmente para familiarizar a la persona con las sensaciones eyaculatorias, por lo tanto, debes mantener este objetivo en tu mente, es decir, conocer qué ocurre antes de que se presente el reflejo eyaculatorio. Muchos fracasan porque llenos de tomar, se concentran en la eyaculación, pero lo que importa es concentrarnos en los procesos que preceden al reflejo eyaculatorio o esa a la orden del cerebro para que se precipite el clímax sexual.

El método consiste en lubricar el pene, desde el glande y masturbarse, utilizando la mano a partir desde el glande, estando muy atentos a

parar instantes antes de la eyaculación. Luego que ha pasado la sensación eyaculatoria, entonces se **sigue**, exactamente se reanuda cuando han disminuido los niveles de excitación.

Esta secuencia se realiza durante unas tres veces, teniendo siempre en mente su objetivo: conocer las sensaciones que preceden al impulso eyaculatorio. Se sugiere una práctica continuada de por lo menos seis meses para obtener resultados positivos con este ejercicio.

Es sumamente importante involucrar el glande en este tipo de técnica realizando el masaje desde el glande.

A continuación te dejo un video muy ilustrativo sobre la técnica que debes utilizar para la realización de este ejercicio, por favor obsérvalo las imágenes son mucho más dicientes que las palabras:

https://youtu.be/vShnOv95O-w

Estos dos ejercicios producen cierto gasto de energía, por lo tanto, deben ser realizarlos en un momento en que el cuerpo esté dispuesto, aunque ojalá se realicen de forma diaria, en un momento en que la persona se encuentre relajada y sin ningún asunto pendiente a realizar.

Igualmente, con estos ejercicios es necesario seguir las indicaciones del cuerpo, él tiene una consciencia y sabe lo que estamos buscando, así que no es necesario sobrepasarse o forzarlo más allá del límite, todo es mejor en equilibrio, armonía y regulación.

12. Ciclo de ejercicio III

Ejercicio 6. El Sistema de las cruces

Luego de transcurrido un mes de estar practicando los ejercicios de los ciclos 1 y 2 se continuará con el presente ciclo, el cual incluye un proceso importante de adaptación a la relación sexual.

A mayor penetración, mayor excitación del hombre, por lo que el sistema de las cruces es el más indicado para los que deseen aumentar su umbral.

El sistema consiste en realizar penetraciones paulatinas durante determinada cantidad de días. Por ejemplo, durante los primeros 15 días la penetración será de un 0% de la longitud del pene. En estos 15 días no se realizarán movimientos, o los mismos serán muy suaves y la punta del pene se colocará a la entrada de la vagina, resistiendo la tentación de seguir más profundamente.

Luego, durante los próximos 15 días se realizará la relación sexual con un 10% de penetración y se realizarán ligeros y suaves movimientos en la vagina de la mujer.

Y así sucesivamente, cada quince días aumentar un 10% de la longitud del pene dentro de la vagina de la mujer. Por lo tanto, el proceso de penetración total se tomaría unos seis meses. Es un proceso lento, paciente, pero al final los frutos son extraordinarios. Conozco personas que, en estos seis meses, han logrado obtener un control de hasta un 90 %, lo cual es francamente extraordinario.

Es decir, este sistema consiste en aumentar la longitud de penetración dentro de la vagina, a fin de que el cerebro realice nuevos registros sensitivos y aumente el umbral. Recuerda, quien envía la orden del clímax **es el cerebro**, no los genitales.

Muchos hombres tienen naturalezas sexuales que les permiten retener fácilmente su energía sexual y por ello ignoran el sistema de las cruces, sin embargo, a todos les digo: ¿cuál es la desesperación?, se tiene una vida para realizar todas las relaciones sexuales necesarias, no hay razón por qué apurarse. La desesperación es la madre de los fracasos.

Además, existen pocas cualidades sexuales que puedan equipararse al control total del impulso eyaculatorio. Es algo por lo cual se obtiene autoconfianza e incluso, adviene un aumento considerable de la autoestima personal.

Este ejercicio de las cruces se combinará con el uso de preservativos con diferentes espesores. Los primeros dos meses se utilizará un preservativo espeso, que minimice la sensibilidad. Luego de este período se utilizará un preservativo con un espesor medio durante un mes. El cuarto mes se utilizará un preservativo fino, de los que llaman ultrasensibles. Los dos últimos meses no se utilizarán preservativos.

Recomendaciones para el ejercicio 6

Posiciones

Conjuntamente con el Sistema de las cruces se utilizan posiciones en las cuales los cuerpos tengan el mínimo contacto, es decir que sólo exista conexión de los órganos sexuales. A continuación algunas de esas posturas:

Posturas para los que inician:

Las posturas más recomendadas son aquellas en las cuales se procura el menor contacto posible entre las zonas erógenas del hombre y de la mujer. Lo anterior debido a que la piel es un poderoso conductor, y así sólo se tendrá la excitación producida por los órganos genitales, lo cual ofrecerá mayor posibilidad de control, ya que se tendrá una menor cantidad de estímulos llegando al cerebro.

Por esta razón, la postura del misionero, el hombre sobre la mujer, no se recomienda en absoluto en los inicios, ya que en ella zonas muy sensitivas del cuerpo como labios, pechos y muslos se encuentran en estrecho contacto, aumentando el nivel de excitación.

Entonces, se recomiendan a continuación posturas sexuales que han demostrado en la práctica ser de mucha ayuda para aquellos que se inician o para los que todavía no han alcanzado éxito total en la retención. Al **éxito total** se llega cuando desaparecen las emisiones involuntarias.

En la primera de las posiciones la mujer se encuentra acostada sobre su costado derecho o izquierdo y el varón realiza la conexión sexual por detrás, quedando sobre su costado izquierdo y teniendo al frente la espalda de la mujer. Se sobreentiende que la conexión el hombre la realiza con la vagina de la dama.

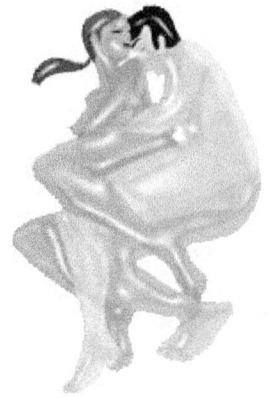

En la segunda posición recomendada, la mujer descansa boca arriba con los pies planos en la cama, es decir con las piernas flexionadas formando un triángulo, el varón se coloca perpendicular a la dama y realiza la conexión. Para realizar la conexión en esta posición es necesario que la mujer levante sus piernas y luego las coloque sobre los muslos del varón.

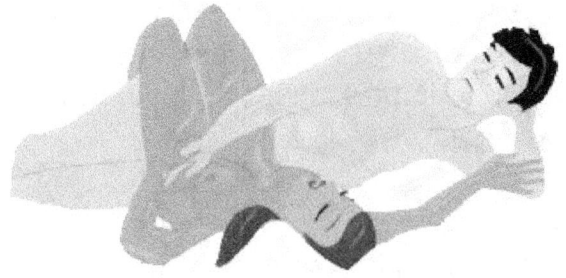

Al igual que en la posición anterior, el hombre descansa sobre su costado izquierdo.

En la tercera posición la pareja está frente a frente pero la mujer está sobre su costado derecho y el hombre sobre su costado izquierdo. El varón se coloca entre las piernas de la mujer y realiza la conexión.

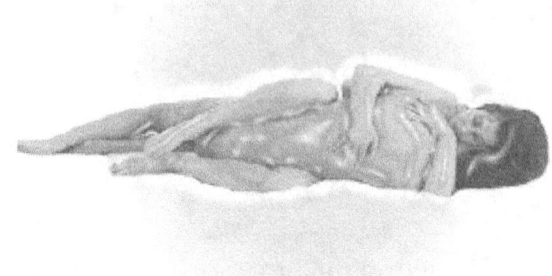

Esta posición es más cómoda y efectiva si el varón levanta su tronco y queda semi inclinado.

El hombre de pie

Todas las posiciones en las cuales el hombre está de pie son muy recomendadas. Recuerda que lo importante es no tener mucho contacto de piel.

Movimientos

Los movimientos de fricciones con los órganos sexuales en cierta manera son permitidos para mantener la erección del pene y poder mantenerse la relación, sin embargo, es necesario realizar algunas precisiones al respecto.

En primer lugar, los principiantes deben eximirse, en la manera de lo posible, de realizar movimientos y preferiblemente obtener la erección mediante besos, abrazos y otras caricias suaves.

Los movimientos se utilizan para mantener la erección, y para elevar el fuego sexual, pero existen otros métodos, incluso médicos fisiólogos indican que la fricción sexual, como ellos le llaman, no es necesaria para la satisfacción sexual.

Entonces, como únicamente vamos a necesitar los movimientos para mantener la erección, luego de alcanzada, se detienen porque si se continúan pasarán los límites de su umbral y sobrevendrá el clímax.

Muchos hombres, con muy poca voluntad, atribuyen su incapacidad para retener el reflejo a que no han podido controlar el deseo de continuar la fricción luego de alcanzada la erección. El hombre no debe ser un muñeco esclavo del placer, su voluntad puede vencer siempre y luego de obtenida la erección puede perfectamente suprimir los movimientos, y evitar llegar al clímax.

Es necesario aclarar que luego de tener un umbral 100, pueden realizarse todos los movimientos que se necesiten, ya que existe un pleno control del impulso eyaculatorio.

Hay que recordar que el objetivo siempre será el dominio **a voluntad** del reflejo eyaculatorio, es decir que éste deje de ser un acto mecánico e impulsivo.

Horario

Es sumamente importante comprender que mientras más estímulos recibe el cerebro, más acercamiento al punto inevitable se tendrá. El agua de una piscina puede estar muy fría pero si sólo entras un dedo, quizás no te dé mucho frío o si entras las dos manos, aunque si penetras la mitad del cuerpo, entonces el frío se extenderá por todo tu cuerpo.

Igualmente, mientras menos estímulos reciba el cerebro, más posibilidades de control sobre el impulso eyaculatorio. Por la razón anterior se recomienda que la relación sexual, para personas con eyaculación precoz, se realice a oscuras, en la noche, en las primeras horas de la mañana o en un cuarto a oscuras.

La vista es un sentido que produce una

enorme excitación. Un hombre tiene erección con sólo mirar a una mujer o una parte de ella. Por lo tanto, si al contacto sexual se le agrega el visual habrán mayores posibilidades de que la excitación llegue al punto inevitable.

Esta recomendación es sumamente importante, hay hombres que teniendo esto en cuenta han realizado grandes avances en el control del impulso eyaculatorio.

ALCANZANDO CONTROL

13. Ciclo de ejercicios IV

Entrenamiento autógeno

El entrenamiento autógeno es un método de relajación descrito por el Neurólogo J.H. Schultz, fundamentado en técnicas orientales y que ha sido avalado por numerosos estudios científicos, principalmente por la psicología, con aplicación en diferentes campos.

Habrás observado que cuando estás sosteniendo una relación sexual existe mucha tensión en tu cuerpo, incluso, el mismo orgasmo es una especie de "explosión" de la tensión sexual.

Una de las formas más fáciles de controlar el nivel de excitación y por ende elevar el umbral de la retención, es aprender a relajarse durante la relación sexual. Es decir, mantenernos con un nivel de relajación adecuado. Esto lo podrás notar observando los latidos de tu corazón, ya que uno de los signos que preceden al clímax es precisamente un aumento de la frecuencia cardíaca.

Cuando puedes mantener relajado tu corazón y todo tu sistema muscular también estarás controlando la preparación del cuerpo para la ocurrencia del clímax.

Por lo anterior, es muy importante aprender a relajarse y para ello sugiero que aprendas un tipo de relajación. A continuación enseño la Relajación de Schultz, la cual resulta muy efectiva, debido a que permite a la persona relacionarse con todo su sistema muscular.

Luego de la explicación indico un lugar en la web desde la cual puede descargarse una excelente versión en audio de esta relajación.

El método de relajación de Schultz

Sobre su método Schultz dice: "El principio sobre el que se fundamenta el método consiste en producir una transformación general del sujeto de experimentación mediante determinados ejercicios fisiológicos y racionales y que, en analogía con las más antiguas prácticas hipnóticas exógenas, permite obtener resultados idénticos a los que se logran con los estados sugestivos auténticos."

Su método consiste en influir positivamente en el comportamiento del resto del organismo a través de una serie de persuasiones o afirmaciones positivas.

A través de la Relajación autógena puede obtenerse muchos beneficios, entre los que encontramos:

* Relajación profunda

* Regulación de funciones orgánicas importantes como la circulación sanguínea, la respiración, digestión.

* Exaltación de las funciones cognitivas como la memoria, el aprendizaje, la concentración.

* Aumento de la capacidad para enfrentar estresores importantes.

* Enfoque en la obtención de metas y objetivos personales.

A partir de los estudios iniciales de J.H. Schultz se han desarrollado versiones adaptadas del entrenamiento autógeno, aunque todas siguen un patrón común: la utilización de imágenes que se refieren directamente a las funciones del sistema vegetativo.

Según Huber: "Estas imágenes se concentran en fórmulas, según determinados elementos básicos de eficacia sugestiva, y se aplican a regiones orgánicas particularmente accesibles subjetiva y cognoscitivamente: el estómago, la respiración, el corazón, la sensación de su cuerpo (cabeza)."

Seis ejercicios autógenos:

* Ejercicio de pesadez
* Ejercicio de calor
* Ejercicio de pulsación
* Ejercicio respiratorio
* Regulación abdominal
* Ejercicio de la cabeza

El lugar para realizar los ejercicios

En general las condiciones del lugar donde realicemos la práctica tiene que cumplir unos requisitos mínimos:

* Ambiente tranquilo, sin demasiados ruidos y lejos de los posibles estímulos exteriores perturbadores.

* Temperatura adecuada; la habitación tiene que tener una temperatura moderada (ni alta ni baja) para facilitar la relajación.

* Luz moderada; es importante que se mantenga la habitación con una luz tenue.

La postura para la relajación

Para el entrenamiento autógeno podemos

utilizar tres tipos de posiciones:

a) Tendido sobre una cama o un diván con los brazos y las piernas ligeramente en ángulo y apartados del cuerpo.

b) Un sillón cómodo y con brazos; en este caso es conveniente que utilicemos apoyos para la nuca y los pies.

C) Sentados en un taburete o banqueta sin respaldo; en esta modalidad utilizaremos una posición descrita por Schultz y que él llama "la posición del cochero":

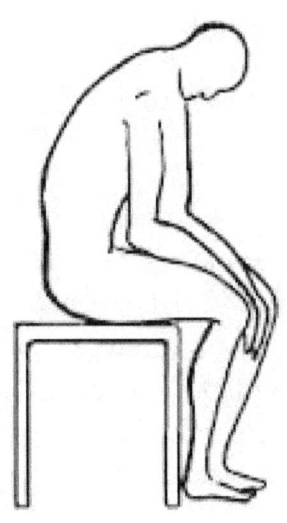

Secuencia de los ejercicios

Ejercicio 1: El peso (relajando los músculos)

Los músculos voluntarios son los más conocidos por nosotros mismos, y por tanto, supuestamente los que mejor controlamos. El mundo actual somete al hombre a situaciones difíciles que, en la mayoría de casos, conllevan tensiones musculares asociadas a una cierta angustia vital. Ambos elementos proporcionan un círculo vicioso, que no es fácil romper. Precisamente este ejercicio, puede conseguirlo.

Ejercicio 2: El calor (relajando los vasos sanguíneos)

Se ha demostrado que, en condiciones normales, podemos aprender a dominar el sistema vascular a través del entrenamiento autógeno. La mayor ó menor apertura de los vasos sanguíneos está regulada por el sistema nervioso, y por tanto, siguiendo las bases del método de Schultz podemos conseguir dicho objetivo.

Ejercicio 3: Regulación del corazón

El corazón es el órgano más adecuado para el entrenamiento autógeno, dado la gran influencia que ejercen los factores psíquicos sobre éste, y viceversa.

La importancia del corazón es extraordinaria, no sólo es un centro en el cual confluyen múltiples sentimientos, sino que se conoce como la Morada de Dios. Incluso, Annie Marquier, matemática e investigadora de la conciencia, postula que el corazón cuenta con un sistema nervioso independiente y bien desarrollado con más de 40.000 neuronas.

Ejercicio 4: Regulación de la respiración

Recuerda esto, muy importante: la respiración tiene una gran responsabilidad en la forma en que nos encontramos. Cuando estamos tensos, la respiración es rápida, cuando hay relajación, es calmada y pausada.

En ocasiones la relajación interna elaborada a través de una relajación muscular, vascular y cardiaca se extiende de manera natural a la respiración. En este ejercicio, debemos dejar que la respiración se desarrolle de forma automática, sin el deseo expreso de la voluntad.

Ejercicio 5: Regulación abdominal

En este caso se pretende que la persona sienta en toda la región abdominal una sensación de calor agradable, similar al que se siente en el ejercicio número dos sobre la mano. Para conseguirlo, es preciso concentrarse a unos 5-7 centímetros por encima del ombligo.

En cada uno de estos ejercicios nos vamos a detener por un tiempo promedio de tres minutos.

Método de entrenamiento breve de Huber

Huber (1980, pags. 244-245), propone dos métodos de acortamiento del entrenamiento autógeno. A continuación exponemos uno de los esquemas de los métodos abreviados:

1. Acortamiento de las fórmulas del entrenamiento: el esquema del entrenamiento general quedaría de la siguiente manera.

Repetir 6 veces la frase:"El brazo derecho es muy pesado"

Repetir 1 vez la frase: "Estoy muy tranquilo"

Repetir 6 veces la frase: "El brazo derecho

está muy caliente"

Repetir 1 vez la frase: "Estoy muy tranquilo"

Repetir 6 veces la frase: "El pulso es tranquilo y regular"

Repetir 1 vez la frase: "Estoy muy tranquilo"

Repetir 6 veces la frase: "Respiración muy tranquila"

Repetir 1 vez la frase: "Estoy respirando"

Repetir 1 vez la frase: "Estoy muy tranquilo"

Repetir 6 veces la frase: "El plexus solar es como una corriente de calor"

Repetir 1 vez la frase: "Estoy muy tranquilo"

Repetir 6 veces la frase: "La frente está agradablemente fresca"

Repetir 1 vez la frase: "Estoy muy tranquilo"

Terminar con las frases:

"Brazos firmes" "Respirar hondo" "Abrir los ojos".

Descargar audio

En este website encuentras una excelente versión en audio de Entrenamiento autógeno que puedes descargar:

http://www.ivoox.com/relajacion-guiada-schultz-1-audios-mp3_rf_290029_1.html

Respiración y relajación

El Tantrismo señala que la respiración mueve la energía sexual. No solamente la mueve sino que la canaliza dentro del organismo humano y existen varias técnicas para este objetivo.

Cuando aprendes a respirar de forma completa, puedes relajar tu cuerpo y tu mente, alcanzando un estado corporal que te permite controlar el reflejo eyaculatorio.

Es importante aprender a respirar de forma completa, ya que las personas, por lo regular, respiran de forma entrecortada.

La gran noticia es que cuando estás conectado sexualmente y realizas la respiración completa y profunda, puedes relajar tu cuerpo y por ende toda tu naturaleza sexual, consiguiendo con ello un mayor control.

Cuando estés conectado y sientas que la excitación está subiendo rápidamente, entonces, realiza varias respiraciones completas, ellas harán que los latidos del corazón disminuyan, lo cual es esencial para evitar la precipitación.

A continuación enseñamos la respiración completa, la cual utilizarás con éxito cuando practiques el sistema de las tres cruces:

Respiración completa

Comúnmente las personas respiran incorrectamente debido a que sólo utilizan una fracción de su capacidad pulmonar. En las prácticas de meditación que enseño, siempre inicio con respiraciones profundas y se practican de la siguiente manera:

1) Inspira suavemente, sin demasiado ruido nasal, inhala aire tratando de llenar completamente tus pulmones. Toma como referencia el abdomen y el tórax. Cuando inhalas sientes como si te asentaras en el bajo vientre. Las costillas laterales y el estómago se expanden por acción del diafragma, músculo que controla la respiración y que se encuentra entre el estómago y los pulmones.

Luego llenas de aire las partes medias del

tórax hasta expandir el pecho totalmente. Es decir, debes tratar de llenar de aire los pulmones en su totalidad y no sólo una parte de ellos respiras comúnmente.

3) Exhalas suavemente aunque más rápidamente.

Para tener una idea visual y una explicación más explícita, por favor observa este vídeo en:

http://youtu.be/Qz998gMlPk8

14. Recomendaciones especiales

Sensibilidad o propensión extrema

No todos los días las personas tienen la misma aptitud hacia el sexo y no todos los días se tiene la misma seguridad, es probable que por estrés u otra razón un día cualquiera la persona se encuentre con una sensibilidad o propensión extrema hacia el clímax. En este caso, la mejor sugerencia es abstenerse de la relación sexual.

Esta sensibilidad o propensión extrema está indicada, por lo regular, por el llamado espasmo sexual, el cual se siente como una sensación "electrizante" de un clímax abortado. Cuando esto ocurre se suspende la relación sexual y se continuará otro día, ya que si la pareja continúa hay muchas posibilidades de llegar al clímax involuntariamente.

Esta sensibilidad extrema puede deberse a múltiples factores de tipo fisiológico o psicológico. Entre los físicos se encuentran demasiadas caricias fuertes durante el día, cansancio, poca potencia sexual. Entre los factores psicológicos, el más común es una fijación mental extrema en la sensación sexual y también el estrés.

No debe confundirse esta sensibilidad extrema con la natural sensación de placer que se tiene cuando ocurre la unión de los sexos. La sensibilidad extrema aludida no ocurre regularmente, sino algunos días y en ellos es mejor poner en práctica el viejo refrán popular: "es mejor que digan aquí corrió y no aquí cayó".

Movimientos de la mujer

La mujer debe entender que para el hombre es sumamente excitante cualquier movimiento que realice en el área de las caderas, ella debe avisar a su pareja sobre algún movimiento que realizará con esa parte del cuerpo, al menos cuando el hombre está adquiriendo experiencia.

El problema consiste en que si una persona cuyo umbral de excitación es 20 y durante la relación se encuentra en el nivel 18, si la mujer realiza un movimiento voluntario o involuntario en el área de las caderas, es posible que el hombre reciba impulsos nerviosos que le lleven bruscamente a un nivel 23 y llegará al clímax rápidamente.

Por lo tanto, la mujer debe avisar a su pareja sobre cualquier tipo de movimientos que necesite realizar, principalmente en el área de las caderas.

Dominando la sobreexcitación

Es obvio que la naturaleza humana y el deseo sexual tienden siempre a ir más y más lejos en la excitación sexual, y puede llegar el caso de que el hombre del nivel 20 se encuentre en un momento dado en el punto 19, ¿qué deberá hacer entonces?

Respondo con otra pregunta: ¿cuál es la causa de la excitación?, la unión de los sexos naturalmente, entonces la solución para el hombre en este caso, es retirar el pene y dejarlo únicamente en contacto con los labios exteriores de la vagina.

Luego de retirado realizará varias veces la respiración profunda, repitiendo muchas veces el proceso y entonces el peligro pasará. Luego realizar suavemente la penetración de nuevo y continuar con la relación. Si es necesario repetir el proceso, adelante, repítalo, recuerde que lo importante elevar el umbral de retención.

Muchos embarazos no deseados son provocados por esta falta de previsión, ya que el hombre percibe el peligro de la sobre excitación pero se queda conectado y naturalmente llega el clímax.

Entonces, si hay sobre excitación, el hombre se retira hasta la puerta de la vagina, hará ejercicios de respiración hasta que el riesgo pase.

El temor atrae lo temido

La vieja máxima del esoterismo antiguo: "el temor atrae lo temido" se aplica perfectamente a la presente situación. Si el hombre está temeroso de la ocurrencia del clímax, la fijación mental sobre esa idea, lo produce.

La actitud correcta consiste en ser positivos, optimistas y cumplir estrictamente las reglas, si se practican los ejercicios es seguro que la pareja saldrá airosa y podrán disfrutar grandemente de los placeres del sexo.

Por lo tanto, lo ideal es que la pareja tenga una mente positiva, optimista, tener fe en sí mismos y en el proceso, pensar siempre que todo saldrá bien.

Un equipo de trabajo

¡Cuán importante es el equipo de trabajo! Si ambos trabajan juntos se podrán lograr todos los objetivos propuestos. Y no solamente en el aspecto sexual, sino en toda la vida conyugal.

El equipo de trabajo se forma cuando cada quien en la familia cumple con su labor a fin de que todos alcancen el éxito en los aspectos espirituales, económicos, profesionales y sociales. Esto es parecido a los equipos deportivos, al béisbol por ejemplo, en el cual todos son importantes porque se afanan por cumplir bien la labor en la cual son diestros, de esta forma ayudan a todo el equipo a triunfar.

Asimismo puede ser la pareja, un verdadero **equipo de trabajo**, donde se ayuden mutuamente en las tareas que tocan individualmente para alcanzar el triunfo, la armonía y que reine soberano el Amor.

Formando el mejor equipo de trabajo, ella y él, unidos por el Amor, serán los mejores socios, y alcanzarán las más altas metas del perfecto control.

ALCANZANDO CONTROL

15. La actitud mental en el Tantra

A continuación quiero indicar cuál es la actitud mental en el Tantra, como una forma de que el lector tome lo que considere necesario, porque para llevar a cabo esta actitud, se necesitan perseguir otros objetivos con la unión sexual.

Cuando nos encontramos realizando la unión sexual amparados bajo la sombra del maravilloso árbol del Tantra, entonces la actitud mental que se tiene es fundamental para obtener los grandes beneficios de este maravilloso estilo de vida.

La actitud mental es fundamental, ya que el cuerpo pudiera encontrarse realizando una actividad y la mente otra, entonces, lo ideal es la coherencia total entre pensamiento, sentimiento y acción. Este es uno de los signos del verdadero ser humano. Cuando existe coherencia integral orientada hacia lo correcto, entonces los verdaderos valores humanos surgen en el corazón y la mente humanas.

¿Cuál es la actitud mental en el Tantra?

Los tántricos enfocan su mente en tres direcciones, dependiendo del momento en que se encuentren dentro de la relación sexual.

En primer lugar, en determinados momentos, en especial al inicio y durante varios intervalos durante la relación sexual, están enfocados hacia **amar** a la pareja. Cuando hablamos de amar no nos referimos a una serie de caricias físicas, sino a una actitud mental orientada hacia la felicidad de nuestra pareja. Lo anterior puede incluir caricias físicas, aunque también afectivas, también visualizarla envuelta en luz, desearle lo mejor, toda la felicidad del mundo. Cuando uno ama quiere que la otra persona sea feliz y estamos dispuestos a entregar algo de nosotros para ese objetivo. Entonces, en primer lugar, Amar.

En segundo lugar, la pareja tántrica enfoca su mente en su interior, preferiblemente en su Corazón que es la Morada del Real Ser. En nuestro corazón reside Dios, el Ser, el Íntimo o cualquier otro nombre que hemos dado al Espíritu Universal, a Brahman. Incluso, cuando el hombre realiza movimientos de entrada y salida de forma rítmica su mente no debiera concentrarse en los genitales, sino en el corazón.

La forma correcta de realizar movimientos rítmicos de entrada y salida del pene en la vagina es focalizando la mente en el corazón, respirando en consonancia con el movimiento de entrada y salida y contando los movimientos. Es decir, cuando se realizan los movimientos, la mente es necesario ocuparla en estas tres direcciones: concentración en el corazón, respiración en consonancia con el movimiento y contar.

¿Por qué es importante contar? Lo anterior es fundamental para aquellos que están tratando de aumentar el umbral de la retención. Se cuenta porque es una forma de aumentar el umbral. El hombre puede ponerse una meta de realizar 27 movimientos rítmicos, en la forma que hemos descrito. Luego aumentar a 54 y así sucesivamente. Un tántrico estará en control del impulso eyaculatorio cuando pueda realizar 108 movimientos rítmicos de entrada y salida, en la forma que hemos descrito, sin llegar al punto inevitable.

El movimiento rítmico se realiza mediante movimientos de entrada y salida, perfectamente rítmicos y regulares, la atención se fija en el corazón y se cuenta. Como una forma de respetar la tradición, se recomienda contar en múltiplos de 9. La técnica consiste en:

* Movimiento rítimico

* Respiración rítmica

* Concentración en el corazón

* Contar hasta un múltiplo de 9.

   * Tener como meta 108 movimientos rítmicos.

En tercer lugar, en el Tantra la mente se ocupa en visualizar el flujo de la energía hacia adentro y arriba de forma constante. Esta visualización se realiza de acuerdo a una serie de secuencias tántricas.

Entonces, la mente de la pareja tántrica se ocupa de esta forma:

* Amando

* En una secuencia rítmica

* Visualizando la energía

Entonces, sobreviene el éxtasis sexual. Para definir este éxtasis lo mejor es referirnos a las expresiones de las parejas tántrica, ellos dicen estar "felices, complacidos, contentos, extasiados, en paz, llenos de amor". Todo lo anterior es lo que mejor define el éxtasis en el Tantra.

Observemos que en ningún momento se ha dicho que se concentre la mente en el placer o en los genitales. El placer o energía sexual debe dejarse fluir en toda la naturaleza psicofísica.

Esta energía tomará la forma de acuerdo a nuestra actitud mental. Con la actitud mental correcta, esta energía se irá transmutando, convirtiéndose en energía curativa, sanadora y productora de elevados estados de consciencia.

La actitud mental es fundamental, es necesario tenerlo muy presente.

ALCANZANDO CONTROL

16. Detener la eyaculación

A continuación se indican una serie de técnicas para retener la energía seminal en caso de que se produzca el impulso eyaculatorio y se llegue al punto inevitable. Te recuerdo que en el caso de trascender la eyaculación precoz lo más importante es evitar llegar al punto inevitable, manteniéndonos con un nivel de excitación aceptable pero que no produzca la eyaculación.

Sin embargo, en algún momento estas técnicas de retención podrían ser útiles, por lo que se ofrecen varios procedimientos y recomendaciones que permiten la retención de la energía seminal o una pérdida muy mínima al llegar al punto inevitable. Además, al retener el semen, esta acción le estará también indicando a la naturaleza psicofísica cual es nuestra intención.

Es importante señalar que si en algún momento se produce la eyaculación de manera involuntaria, entiéndelo como un proceso normal dentro del aprendizaje y no te desmoralices, todo lo contrario, toma la experiencia, aprende y sigue adelante hasta alcanzar el éxito.

A continuación algunas técnicas útiles:

Bloqueo dactilar

Consiste en ejercer presión en la zona del cuerpo que se encuentra entre el ano y los órganos genitales, la cual se denominará Punto de Retención. El procedimiento es como sigue:

* Al llegar el impulso eyaculatorio, rápidamente se colocan los dedos índice, medio y anular ejerciendo presión sobre la zona mencionada. El pene es un órgano que se extiende hacia dentro del cuerpo, trata de ubicar el punto en el cual puedes sentir su inicio y presiona fuertemente en ese lugar con el dedo medio, los otros dos dedos sirven para fortalecer la presión y mantener firme al dedo medio.

* Mantén la fuerte presión sobre la zona hasta que hayan cesado las contracciones que impulsan el líquido seminal hacia afuera.

* Al tiempo que ejerces presión, frena la respiración e imagina como si la energía ascendiera por el canal medular hacia adentro y hacia arriba.

* Luego que cesen los movimientos peristálticos, suelta la presión poco a poco.

Si ejerces la presión en el punto exacto, entonces habrás anulado la salida del semen y solamente perderás un poco de energía seminal. Si no has ejercido la presión en el lugar indicado, podrías tener lo que se llama una eyaculación retrógrada y la energía seminal irá a parar a la vejiga y la verás salir como un líquido blancuzco, al momento de orinar.

Para utilizar con éxito esta técnica es necesario que ubiques con exactitud tu Punto de Retención, si lo logras, entonces podrás retener gran parte del semen durante un proceso de eyaculación.

Por último, hay que señalar que luego de las contracciones, el pene pierde su erección por lo que se imposibilita continuar con la relación sexual, aunque una persona muy joven, con alrededor de veinte años, podría continuar.

Esta técnica también tiene utilidad para aquellos hombres que aunque anhelan retener su energía seminal, todavía sienten grandes impulsos hacia la eyaculación. Realizando este ejercicio, aunque puede perderse semen, el hombre queda calmado, ya que pierde totalmente la erección.

Como durante la eyaculación ocurren tantas contracciones no es recomendable practicar esto de manera regular, es simplemente una ayuda para usarse en un caso específico. Usa tu sentido común.

De todas formas, ubicar con precisión el músculo PC será de gran utilidad y en algún momento puede ayudarte en el proceso de contener el impulso eyaculatorio y por ende la pérdida involuntaria de la energía seminal.

Contraer el músculo PC

Si has practicado de forma disciplinada los ejercicios de Kegel y has fortalecido el músculo PC, entonces podrás detener la pérdida de la energía seminal, mediante el procedimiento siguiente:

* Al llegar el impulso eyaculatorio, desconéctate de tu pareja y colócate boca arriba.

* Aprieta con fuerza en la región entre el ano y los genitales donde se encuentra el músculo PC o pubococcígeo, en ocasiones ayuda bastante juntar las piernas.

* Coloca y aprieta tu mano izquierda en la axila derecha, manteniendo la presión sobre el músculo PC. Esto te ayudará a poner más presión en los músculos.

112

* Detén la respiración.

* Dirige la punta de la lengua hacia la garganta.

* Imagina que la energía se dirige hacia adentro y hacia arriba, como si se canalizara por la médula espinal.

Si tienes un buen dominio del músculo pubococcígeo, entonces alcanzarás el éxito con esta técnica.

Es recomendable practicar este procedimiento muchas veces fuera de la relación sexual, para que se convierta en una acción mecánica y automática en caso de llegar el impulso eyaculatorio.

Simplemente, retírate

Esta es una técnica muy simple, recuerda que la conexión sexual es la que produce la sobreexcitación que te lleva a sobrepasar tu umbral de retención. Entonces, el método más sencillo para volver a un nivel de excitación aceptable es sacar el pene de la vagina y realizar varias veces la respiración profunda.

Tener siempre esto en cuenta, incluso si estás muy sobreexcitado y consideras que puedes pasar del límite, simplemente retírate unos momentos y luego que la excitación regresa a un punto aceptable, penetra de nuevo y continúa.

17. Sexualidad humana

El arte de amar

Desde tiempos antiquísimos la infidelidad ha dañado la relación de muchas parejas, y aunque el trato personal sea el principal responsable, también la insatisfacción sexual ha llevado a muchos a esta conducta.

Durante mi práctica profesional he descubierto que, contrario a lo que piensa la mayoría, mientras más tiempo de unión tiene una pareja, mayor es su capacidad para alcanzar la plena satisfacción sexual.

Cuando dos personas tienen una relación sexual casual, ambos no se conocen, no saben qué caricias serán bien recibidas y cuales no; pero con la pareja con la cual tienes muchos años, ya sabes cuáles caricias son las que funcionan, cómo la puedes llevar al clímax y ella también sabe perfectamente qué es lo te gusta y satisface, además hay una confianza que permite un acercamiento interior más profundo y una entrega total.

Por lo anterior, es un error pensar que con relaciones casuales se puede alcanzar la satisfacción sexual plena. Si quieres conocer el placer máximo, es más lógico tener una pareja con la cual se pueda realizar todos los inventos, posiciones y caricias, hasta descubrir aquello que te sienta bien.

El problema reside en que las parejas, cuando tienen muchos años juntos, dejan de inventar, y siempre hacen lo mismo. Esto es un grave error, deberían estar continuamente reinventando su relación, renovando, innovando en todos los sentidos. Esto así porque al ser humano le gusta lo nuevo, es una conducta inconsciente, nos gusta estrenar, lo novedoso. Entonces, si queremos ser felices con alguien, siempre tendremos que tener esa chispa que renueve la relación en uno u otro sentido.

Es necesario saber que el primer aspecto a tener en cuenta para satisfacer al cónyuge es el Inegoísmo. Tienes que estar en disposición de complacer, sin reservas, todo aquello que tu pareja requiere para sentirse bien. Por lo tanto, la entrega debería ser total, sin límites y con el solo interés de que la otra persona sea feliz.

Una verdadera pareja lo primero que hace, luego de la conexión, es entregarse totalmente a su consorte para ser disfrutada y utilizada como un instrumento para su satisfacción y expresión de su amor.

En el Tantra, por ejemplo, la unión sexual se utiliza con fines muy elevados, convirtiendo la relación en un poderoso instrumento de energización y hasta de curación.

Partiendo de la premisa del Inegoísmo, se indican a continuación una serie de sugerencias sencillas, aunque poderosas, para que tanto ella como él queden totalmente satisfechos y complacidos, son sugerencias prácticas que provienen de las múltiples consultas de parejas que hemos atendido.

Amando a una mujer

La experiencia enseña que el hombre, en muchos casos, funciona más como animal que como humano. En una persona que ama verdaderamente la razón debe guiar la relación, generando una conducta inteligente durante la relación sexual.

Esto así porque muchos hombres aplican la fuerza en la relación sexual, son toscos y brutos, estropean el maravilloso connubio, ya que agreden los órganos femeninos y la mujer se siente maltratada.

Muchas personas tienen la interrogante de saber cómo se excita más fácilmente a una mujer y algunos hombres parten de una premisa falsa al considerar que ellas funcionan igual que ellos. Un hombre está excitado con un simple roce, con una mirada o viendo a su pareja desvestirse. La mujer es diferente, ella requiere, además de las caricias físicas, otras de tipo psicológico.

Si quieres ser un buen amante deberías saber que la relación sexual con tu mujer dura todo el día y no solamente el momento de intimidad en la cama. Lo anterior se refiere a que cada vez que sea posible, es necesario tener una serie de detalles cariñosos que complazcan a la mujer.

Durante el día hay que abrazarla, besarla, apretarla, acariciarla dulcemente y darle los mimos que a ella le gustan. De esta manera, sin necesidad de que haya unión sexual, se despierta en la mujer la libido y estará más dispuesta cuando se requiera.

Igualmente la libido femenina se activa vivazmente ante las caricias afectivas o lo que en algunos países se llaman piropos. Es reconocer en ella todo aquello que te gusta o que verdaderamente deba emularse. Si tiene bonitos muslos, díselo, si besa bien, agradécelo y cuando se vista bien, reconócela. Esta necesidad afectiva de la mujer ha llevado a muchas al adulterio, ya que sus maridos no las reconocen, pero algún individuo astuto vive reconociendo sus cualidades y al final la conquista.

También a muchas damas les encanta el romanticismo, han visto tantas películas o leído historias de príncipes y princesas que también lo esperan. Entonces, dale su príncipe maravilloso, arrodíllate ante ella con un ramo de flores y pídele que sea tuya. En fin, haz romántico el momento del encuentro. Romanticismo es una palabra clave para excitar a una mujer.

Así como la libido femenina se activa con las frases dulces y el romanticismo, así mismo se esfuma con el maltrato y las palabras hirientes. Si quieres una mujer ardiente en la cama, trátala dulcemente y gozarás enormemente. Si por el contrario la maltratas, espera un hielo, un robot o una momia.

A la hora de excitar a una mujer es importante quitar la focalización en los genitales, ya que, a diferencia del hombre, la mujer tiene múltiples puntos sensibles en todo su cuerpo, resaltando los muslos, especialmente la parte cercana a la vagina, el vientre, los brazos, los lóbulos de las orejas, los labios, ojos, en fin imagina el cuerpo de tu amada como un piano en el que tocas la melodía del amor.

Deja para último las caricias directas en los genitales, incluso muchas veces ella misma te lo pedirá, si has hecho un buen trabajo al acariciar.

Hay otros detalles importantes referentes a la presentación e higiene. Trata siempre de que tu aliento esté fresco y agradable, que estés limpio y tu presentación sea agradable a la vista.

Ya penetrada, la mujer gusta mucho de movimientos que acaricien toda su vagina y cuando está muy excitada busca la penetración total hasta sentir que el pene toca el final de su vagina.

Las caricias orales en el clítoris femenino deben ser suaves y como un acto de adoración. El órgano sexual de la mujer es verdaderamente divino, el gestor de la vida, por eso cuando lo acaricies hazlo como un acto de veneración y adoración y no simplemente con lujuria.

Por último, es importante tener en cuenta que la mujer no funciona igual que el hombre, ella necesita tiempo para excitarse, la mayoría puede tomar entre diez y veinte minutos para estar en su máximo punto de excitación. Por lo anterior, es necesario que el hombre aprenda a controlar el flujo eyaculatorio, porque entonces terminará pronto, dejando a su pareja insatisfecha.

Recientemente leí que la mayoría de las parejas sólo duran un promedio de diecisiete minutos en la relación sexual, lo cual puede indicarnos el por qué existen tantas mujeres insatisfechas y una mínima parte alcanzando el clímax.

Si se practican las técnicas enseñadas a lo largo de este manual, se podrá controlar el flujo eyaculatorio y extender la relación sexual por mucho tiempo. Además, aconsejo estudiar las técnicas que el Tantra ha descubierto desde tiempos inmemoriales.

En este sentido, y si estás interesado en conocer más sobre el Tantra, te recomiendo leer mi libro: **"Tantra, la sexualidad sagrada"**, el cual puede obtenerse online, en el mismo lugar en donde adquiriste el presente libro.

El punto "G"

Aunque no existe acuerdo sobre si existe o no un punto "G" que estimulado pueda producir un extremo placer en la mujer, varios expertos lo dan como un hecho, especialmente los escritores sobre sexología.

El punto de Gräfenberg, más conocido como punto "G", llamado así en honor de su descubridor el ginecólogo alemán Ernst Gräfenberg, es una pequeña zona del área genital de la mujer detrás del pubis alrededor de la uretra, el cual puede producir un gran placer y fuertes orgasmos.

El punto G se encuentra en la vagina y se localiza en el primer tercio y la parte anterior de esta. Se recomienda estimular ese punto introduciendo los dedos índice y del corazón, preferiblemente cuando la mujer está muy excitada, y acariciar la pared frontal con el típico movimiento de llamar con señas a alguien que está medianamente lejos.

Muchas parejas ocupan valioso tiempo buscando el famoso punto y no lo encuentran y muchas damas se frustran al no reconocerlo, por lo que estoy convencido de que no hay mejor punto "G" que cuando se ama de forma inegoísta con todo el corazón a un hombre. Cuando una mujer está verdaderamente enamorada, todo su cuerpo es un punto "G".

El orgasmo femenino

En el mundo fluyen las energías femeninas con una gran fuerza. La mujer está ocupando cada día más y más espacios de poder en todos los estamentos. Incluso, en algunos países, cuando observamos las aulas universitarias, encontramos una desproporción notable a favor de estudiantes del sexo femenino.

Todo esto comenzó con el gran movimiento de liberación femenina, lo cual ha producido reivindicaciones importantes para la mujer.

Uno de los temas que ha traído toda esta revolución es la gran necesidad que tiene la mujer de experimentar el orgasmo, al igual que lo hace un varón.

Para el hombre es muy fácil tener un orgasmo, incluso, para muchos este es el gran problema, llegan al clímax demasiado rápido.

Cualquier hombre podría pensar que la mujer es igual, que debería llegar tan fácil como él, pero la realidad de la mujer es muy diferente a la de un hombre. La mujer necesita mucho más tiempo y condiciones especiales para llegar a un orgasmo.

Debido a una alta tasa de insatisfacción por la dificultad para arribar al orgasmo, ha surgido, como un gran negocio, los juguetes eróticos, especialmente vibradores y otros que mediante una estimulación concentrada en el clítoris pueden proporcionar placer y eventualmente llevar a una mujer al orgasmo.

Sin embargo, todo el tema se reduce al conocimiento, a que el varón se interese en conocer cómo funcionan los mecanismos eróticos de la mujer y sepa tocar las teclas necesarias en el diapasón de su cuerpo.

El orgasmo de una mujer puede asemejarse a cuando se infla un globo. Soplamos y soplamos hasta que el globo queda con el tamaño y la forma que buscamos. Si nos pasamos de soplos el globo seguramente explotará.

Al igual que un globo explota ante un suministro constante de aire, el orgasmo es una explosión que llega cuando a la mujer se le suministran caricias constantes, inteligentes y efectivas.

Supongamos que el globo explota cuando tiene una carga de 24 psi. Si le suministras 20 psi, 21 psi o 23 psi no va a explotar, tienes que llegar a 24 psi para que explote. De igual forma, una mujer tiene un cierto grado de excitación, que llegado a él, se precipita el orgasmo.

Si quieres observar una animación de este proceso, obsérvalo en este interesante video:

http://youtu.be/xzPaZKuIoI0

Ahora bien, ¿por qué a muchas mujeres se les dificulta tener el orgasmo en la relación sexual y deben acudir a la masturbación o aparatos eróticos?

La respuesta, de acuerdo a nuestra experiencia profesional. es que existen una multiplicidad de elementos físicos y psicológicos que influyen en la respuesta sexual femenina y que en ocasiones impiden llegar al punto máximo de excitación.

Lo importante será que, con la ayuda de la pareja, encontrar las causas y aplicar las correcciones de lugar.

La ansiedad por tener un orgasmo es un grave obstáculo para alcanzarlo. La relajación es importante. Por lo tanto, la mejor recomendación será relajarse, disfrutar del momento y tener una pareja comprensiva, amorosa, inegoísta que procure la felicidad de ambos.

Amando a un hombre

Desde el punto de vista de la excitación, un hombre no necesita mucho, un simple toque en sus genitales, un beso apasionado, una palabra tentadora, una mirada sostenida, quitarse la ropa frente a él, todo esto lo induce a tener una rápida erección.

La experiencia ha enseñado que la principal acción que debe tomar una mujer para complacer a su hombre es estar dispuesta siempre.

Estar dispuesta siempre significa eso: en cualquier momento, lugar o situación estar en disposición de sostener la unión sexual con su pareja.

Si se quiere practicar una de las fórmulas más poderosas para retener un hombre, esta es una de ellas.

Hay algunas mujeres que, por diversas razones, viven diciéndole "no" a sus parejas. El hombre, como decía anteriormente, en cuanto al sexo, es más animal que humano, y si se le dice no, es probable que busque otra que le diga "si". La posibilidad de que esto ocurra es más probable si no tiene un retén moral, como la religiosidad, y aun así hay muchos que violan sus juramentos y olvidan sus ministerios en busca de una fémina que dijo simplemente "si".

Toda mujer debería tener esto muy en cuenta, no importa que pase, si le duele la cabeza, tiene la menstruación o está enferma, si pide, hay que darle, así de simple.

18. Una reflexión final e importante

Si reflexionas sobre la vida de todas las personas, incluyendo la tuya, llegarás a la conclusión de que todos luchamos incansablemente por alcanzar ese estado llamado Felicidad.

Las personas trabajamos pensando en que el dinero nos hará felices y por ello anhelamos más dinero, un mejor empleo o un gran éxito en los negocios.

Buscamos pareja anhelando la felicidad a través de la compañía y el amor de otra persona.

Tenemos hijos entendiendo que al crear descendencia, al fin estaremos plenos y satisfechos.

Compramos casas, terrenos, automóviles y una gran cantidad de objetos producidos por la moderna tecnología, esperando de ellos satisfacciones y felicidad.

Buscamos amigos, viajamos, comemos manjares diversos, jugamos, en fin, realizamos una cantidad inmensa de actividades que ofrece el mundo material, buscando en todas ellas un sólo objetivo: la Felicidad.

Queremos tener control del reflejo eyaculatorio porque consideramos que cuando lo logremos obtendremos felicidad.

No obstante, cuando conseguimos todo eso ¿la obtenemos? Por lo regular no. Incluso, todo ese afán por objetos y satisfacciones temporales va produciendo una mayor ansiedad, porque el deseo insatisfecho produce una mayor ansia de nuevas gratificaciones, y se forma un círculo vicioso en donde un deseo va tras otro deseo, formando una rueda insaciable e interminable.

Te pregunto: si tienes hijos, cuando ellos nacieron estuviste feliz y con dicha. Ahora bien, ese sentimiento de felicidad, ¿te lo dio tu hijo o ya estaba dentro de ti?

Cuando te dieron ese merecido empleo, con muchos beneficios y con el cual soñaste tanto tiempo, ¿el sentimiento de alegría estaba en el empleo o dentro de ti?

Cuando realizaste el gran negocio y estuviste súper feliz. El gozo ¿estaba en el negocio o dentro de ti?

Cuando ¡al fin! lograste conseguir alguien a quien amar profundamente y tu amor fue correspondido, ¿la felicidad estaba en la otra persona o dentro de tu corazón?

No nos engañemos, la felicidad, la alegría, el amor y tantos otros sentimientos agradables se encuentran dentro de nosotros, los acontecimientos externos provocan el surgimiento de tales estados emocionales superiores, pero ellos siempre están allí, esperando el momento propicio para llenar el corazón, la mente y todo nuestro Ser.

Sin embargo, todo el que fue feliz por un hijo, una pareja o el éxito profesional, tenía en su interior la capacidad para experimentar la felicidad. Mucha gente tiene hijos, dinero y pareja y sin embargo, es infeliz.

La Felicidad está adentro, no afuera, por lo tanto, si anhelas ser feliz con alguien es necesario que así como se da importancia a lo material, también se valore aquello que es abstracto, intangible, pero de igual existencia.

Es correcto apreciar el cuerpo de la persona amada, aunque también es necesario apreciar sus valores, como la perseverancia, su fortaleza, su espíritu de servicio, su entrega, porque al final del día, estos valores serán los que darán sentido a la relación.

Físicamente puede gustarte mucho una persona, pero luego de estar con ella mucho tiempo, podrías cansarte y ya no quererla igual. Sin embargo, si esa persona tiene un trato amable, cortés y expresa valores que te agradan, tendrán una razón extra para querer estar con ella siempre.

Te cuento una historia. Una vez había una princesa que se enamoró del capitán de la guardia del rey. Estaba locamente enamorada de él y le rogaba a su padre, día y noche, que le permitiera casarse con él.

El rey, hombre sabio y con más experiencia, le decía que todavía no era tiempo, que ella debía vivir y conocer más del mundo.

Sin embargo, ella insistía e insistía, hasta que un día, cansado y atormentado, el rey le propuso una salida a la situación. Le dijo: "bien hija mía, como no he podido quitarte la idea de casarte con el capitán, te propongo lo siguiente: durante catorce días estarás encerrada en una celda con él, si pasado ese tiempo todavía decides seguir con él, entonces aceptaré que te cases, de lo contrario te llevarás de mi consejo". La princesa, locamente enamorada, aceptó el reto.

Todo fue bien los primeros días, la pareja pasaba los días entre besos y caricias. Sin embargo, al cabo de una semana, ya se habían cansado de esos juegos y había quedado al descubierto ambos tal cual eran. Si los besos no estaban, si las caricias no estaban, lo que quedaba era quienes eran, sus valores.

Entonces, la princesa vio a aquel hombre tal cual era, alguien totalmente inadecuado para ella, sus modales los detestaba, llegó un punto en que no quería verlo y le rogaba a gritos a su padre que la sacara de allí. Cuando al fin pudo salir de la celda, dio gracias al rey por haberla librado de aquel individuo.

Encontrar la Felicidad es un tanto difícil. Pueden tenerse momentos felices y su cantidad dependerá de tu calidad espiritual, aunque ten en cuenta que la total Felicidad, la alcanzarás cuando te liberes de ataduras mentales negativas, desarrolles en alto grado el Amor, tomes la decisión de ser feliz y eleves tu nivel de Conciencia.

Recuerda, la Felicidad es interna, una persona puede evocarla, pero tienes que tener la aptitud para experimentarla.

Libros de Jeshua Narayan

Tantra, la sexualidad sagrada

Tantra es poder divino.

Tantra es amor en acción.

Tantra es disfrute máximo.

Tantra es voluptuosidad y éxtasis.

Tantra es realización íntima.

Disfunción eréctil

Disfunción eréctil es el resultado de muchos años tratando a hombres con este problema, de todos estos casos se han escogido las experiencias de éxito, representadas por aquellos hombres que recuperaron totalmente su vigor sexual, condensándolas en este libro. Por tal razón, más que un libro, es un manual práctico.

Frigidez

Escrito conjuntamente con Annie C. Kumar es un libro que aborda el tema de la frigidez femenina, ofreciendo estrategia terapéuticas para la solución de esta situación que actualmente afecta a tantas damas.

Estos libros puede adquirirse en la misma librería virtual en donde se adquirió el presente.

JESHUA NARAYAN

www.ingramcontent.com/pod-product-compliance
Lightning Source LLC
Chambersburg PA
CBHW060358290526
45791CB00002B/555

* 9 7 8 1 5 1 7 0 2 6 6 7 7 *